Dr. med. Wolf Ulrich

Schmerzfrei durch Akupressur und Akupunktur

Ein Ratgeber für die Selbstbehandlung

WILHELM HEYNE VERLAG
MÜNCHEN

HEYNE RATGEBER
08/4497

18. Auflage

4. Auflage dieser Ausgabe

Genehmigte Taschenbuchausgabe
Printed in Germany 1996
Zeichnungen: Miguel Berón, Madrid
Fotos: agf. Berlin
Umschlagfoto: Elmar Kohn, Landshut
Umschlaggestaltung: Atelier Adolf Bachmann, Reischach
Gesamtherstellung: RMO, München

ISBN 3-453-41174-9

Inhalt

1
5000 Jahre Akupunktur – Wer heilt, hat Recht

Es gibt keine Wunder in der Medizin. Jede Heilung hat biologische Ursachen. Die Akupunktur macht davon keine Ausnahme. Chinas Ärzte sind weder Scharlatane noch Gesundbeter. Und doch grenzen ihre medizinischen Erfolge oft an das Wunderbare. Unter den kritischen Blicken europäischer und amerikanischer Schulmediziner haben die chinesischen Ärzte in den vergangenen Jahren Proben ihres Könnens abgelegt, für die es in der Geschichte der Heilkunst kein Beispiel gibt.
In allen großen Städten Chinas werden in den Krankenhäusern Patienten bei vollem Bewußtsein operiert. Die Ärzte entfernen Krebsgeschwülste und Gallenblasen, Fremdkörper und ganze Lungenflügel. Schmerzfreiheit geben winzige Nadeln, die in das Ohr oder in die Handgelenke gestochen werden.
Europäer, die sich einen chirurgischen Eingriff nur bei voller Narkose vorstellen können, sind ratlos.
Für das chinesische Volk und seine Ärzte hat die Methode jedoch nichts Rätselvolles. Akupunktur ist ihnen vertraut. Akupunktur ist Teil einer jahrtausendealten Volksmedizin, die seit 25 Jahren zu neuen Erfolgen geführt wird.
Die alte Kultur des Reiches der Mitte war nie völlig verschüttet. Unter dem Einfluß fremder Mächte und innerer Streitigkeiten gab es jedoch lange Perioden der Stagnation und des Verfalls. Mit dem Sieg der chinesischen Revolution unter Mao Tse-tung kam eine Wende, die in der Medizin eine Renaissance und den »Großen Sprung nach vorn« bedeutet. Bewährte Heilmethoden wurden neu entdeckt. »Die Volksmedizin ist ein großer

Huang-ti, der »Gelbe Kaiser«

黃帝軒轅氏

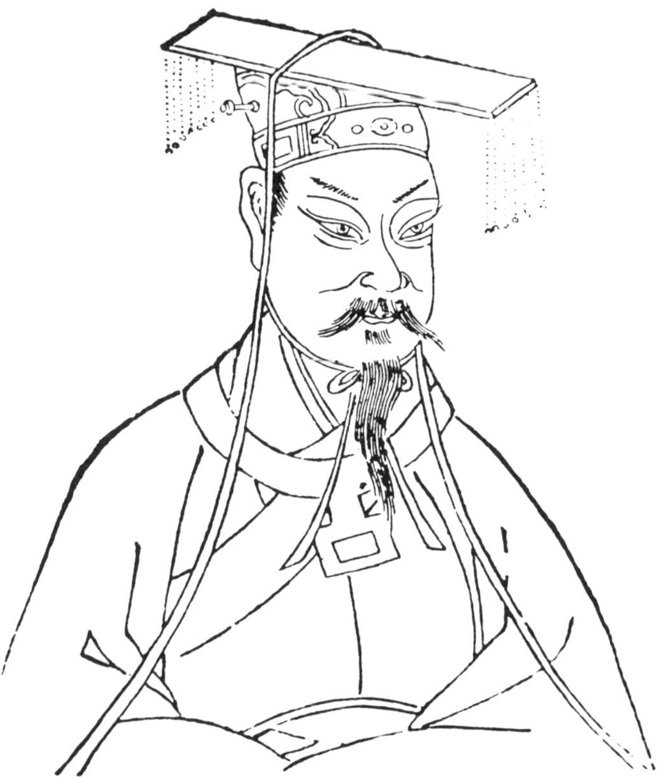

Schatz« verkündete Mao Tse-tung. In allen Teilen des riesigen Landes machte man sich an die Arbeit, den Schatz zu heben. Was dabei zu Tage trat, hat über Chinas Grenzen hinaus Beachtung gefunden und das durchaus zu Recht.
In China ist ohne Zweifel eine Synthese von althergebrachter Volksmedizin und moderner Heilkunst geglückt, die anderen Ländern zum Vorbild dienen kann. Auch die besonders kritischen Beobachter sind sich darüber einig, daß die Wiederbelebung erfolgreicher Verfahren der Volksmedizin im Interesse der Bevölkerung liegt.
Akupunktur ermöglicht ja nicht nur Operationen ohne Medikamenten-Narkose. Akupunktur ist ein bewährtes Heilmittel für zahlreiche Erkrankungen der unterschiedlichsten Art und lindert Leid und Schmerzen in vielfältiger Weise. Akupunktur unterstützt die herkömmlichen schulmedizinischen Behandlungsmethoden und ergänzt das therapeutische Rüstzeug der Ärzte in aller Welt. Der Siegeszug dieser chinesischen Heilmethode kommt deshalb nicht überraschend. Wirkungsvolle medizinische Verfahren kennen keine Nationalitäten und keine Landesgrenzen.
Die Geschichte der Akupunktur lehrt, daß ihr Erfolg keine kurzlebige Modetorheit ist. Denn lange bevor im Reich der Mitte das Pulver erfunden wurde, das Papier, die Pockenschutzimpfung, das Porzellan, die Seide und der Kompaß, bekämpften die Chinesen ihre Krankheiten mit Akupunktur. Die Methode ist fünftausend Jahre alt. Sie stammt – und das im wörtlichen Sinne – aus der Stein-

... an den Prinzipien der Akupunktur hat sich nichts geändert

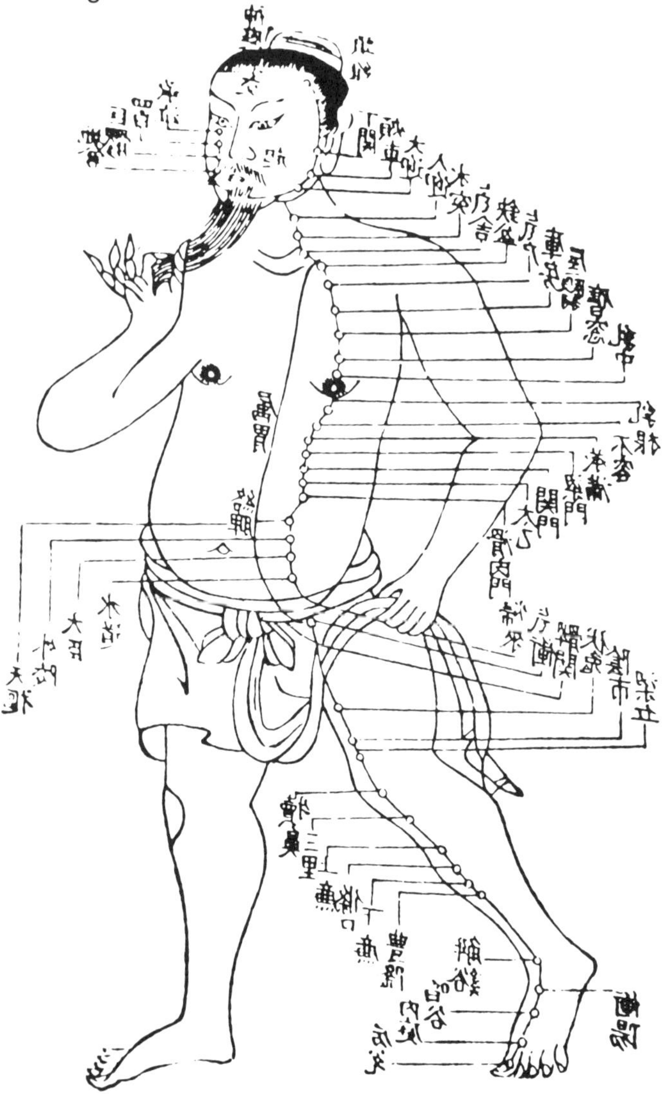

zeit. Keine andere Behandlungsart kann auf eine ähnlich lange und überdies so erfolgreiche Geschichte zurückblicken. Akupunktur hat die Zeit überdauert, die Kriege und die Friedenszeiten. Akupunktur war und ist lebendiger Teil des Heilwissens. Niemals in seiner langen Historie degenerierte Akupunktur zur Methode einer medizinischen Sekte. Im chinesischen Mutterland war und ist Akupunktur für alle da und wird von allen angewandt.
Die Anfänge der Akupunktur liegen im Dunkeln. Als ihr Erfinder gilt der legendenumwobene Huang-ti, der *»Gelbe Kaiser«*. Die Sage berichtet, daß Huang-ti von 2698 bis 2598 vor unserer Zeitrechnung lebte. Der angeblich 100 Jahre alt gewordene Monarch soll in seinem langen Leben – außer der Akupunktur – den Wagen und das Geld erfunden haben, die Musik in ein System gebracht und als erster die Gestirne wissenschaftlich beobachtet haben. Beweise gibt es für diese Behauptungen nicht. Doch die fünftausend Jahre alte Geschichte der Akupunktur ist belegt. An zahlreichen Plätzen Chinas haben Archäologen Akupunktur-Geräte gefunden. Die ältesten sind aus Stein und stammen aus der grauen Vorzeit, als Huang-ti regierte.
Die ältesten Lehrbücher der Akupunktur sind 2000 Jahre alt. Sie beschreiben die Methode so anschaulich, daß sie noch heute als Grundlage des therapeutischen Handelns dienen könnten. An den wesentlichen Prinzipien der Akupunktur hat sich in der jahrtausendealten Geschichte nichts geändert. Gewandelt hat sich indes die theoretische Begründung und das philosophische Beiwerk, das die alten Chinesen der Heilweise gaben.

Vieles von dem, was einst als Begründung und Erläuterung der Wirkung unumstritten war, ist heute vergessen oder als Irrtum erkannt. Doch an den erstaunlichen Erfolgen der Akupunktur hat das nichts geändert. Im Gegenteil: Die Zurückführung der Methode auf das Wesentliche, wie sie in den letzten zwei Jahrzehnten praktiziert wurde, schaffte eine wünschenswerte Klarheit.
Akupunktur hilft und heilt unabhängig von geheimnisvollen philosophischen oder theologischen Begründungen. Die Chinesen selbst waren es, die diese alten und uralten Verbrämungen der Akupunktur zu den Akten legten. Es gibt keine »allgegenwärtige Urenergie«, kein »Yin« oder »Yang«. Diese beiden, einander gegenüberstehenden Kräfte hatten nach Ansicht der vorwissenschaftlichen Medizin Krankheit und Schmerz hervorgerufen. »Yin« galt dabei als Prinzip des Kalten, Passiven, Weiblichen und Dunklen. Der Energiestrom »Yang« stand für Wärme, Aktivität, Männlichkeit und Helle.
In mehreren großen chinesischen Städten, so in Peking und Schanghai, gibt es seit mehr als zwei Jahrzehnten Forschungsinstitute, die sich ausschließlich mit Volksmedizin und Akupunktur befassen. Sie haben in mehreren Etappen eine neuzeitliche Überprüfung und Sichtung der bekanntgewordenen Fakten vorgenommen. Das war nicht immer leicht. Als erste Aufgabe stellte sich die Zusammenfassung aller Kenntnisse. Dabei zeigte sich, daß bestimmte Erfahrungen Allgemeingut waren, andere dagegen als Geheimnis jeweils in einer Familie gehütet wurden. Die Summe aller Kenntnisse

steht heute jedermann zur Verfügung, denn chinesische Medizin macht kein Geheimnis mehr aus der Akupunktur. Zur zweiten Aufgabe wurde die Erklärung der Wirkungsweise. Sie ist, darüber herrscht unter den chinesischen Forschern Einigkeit, nur zur Hälfte gelöst. Moderne wissenschaftliche Verfahren, wie sie in den Forschungsinstituten angewandt werden, beweisen, daß die magische Theorie von den Energieströmen »Yin« und »Yang« falsch ist. Die Einteilung der menschlichen Organe in passive, speichernde Yin-Organe und in aktive, aufarbeitende Yang-Organe wird von den chinesischen Ärzten nicht aufrechterhalten. Sie erklären sie vielmehr als die Frucht mystischer Überlegungen, in deren Mittelpunkt die Zahl fünf stand. Es gab fünf Yin-Organe – Lunge, Milz, Herz, Niere, Leber – und fünf Yang-Organe – Dickdarm, Dünndarm, Magen, Harnblase, Gallenblase. In der Natur unterschieden die Chinesen fünf Elemente (Erde, Feuer, Holz, Metall, Wasser), fünf Jahreszeiten (Frühling, Sommer, Nachsommer, Herbst und Winter), fünf Himmelsrichtungen (Nord, Süd, Ost, West und Mitte), fünf Planeten (Mars, Venus, Merkur, Jupiter und Saturn), fünf atmosphärische Einflüsse (Wind, Trockenheit, Hitze, Feuchtigkeit und Kälte) und schließlich fünf Farben (gelb, rot, blau, weiß und schwarz).

Das Spekulative dieser Theorien leuchtet unmittelbar ein. Naturwissenschaftlich gesicherte Tatsachen, so über die Zahl der Planeten, Farben und Himmelsrichtungen blieben außer Betracht, wenn sie nicht in das Schema paßten. Ähnliches gilt für die altchinesische

Deutung des »Mikrokosmos«, des menschlichen Leibes also, der ein Spiegelbild des Weltalls sein sollte. Hier unterschied man fünf Sinnesorgane (Auge, Mund, Zunge, Nase, Ohr), fünf Strukturelemente (Sehnen, Blutgefäße, Muskeln, Knochen, Behaarung), fünf Gemütslagen (Zorn, Freude, Traurigkeit, Besorgnis, Angst) und schließlich fünf Stadien menschlicher Entwicklung (Geburt, Wachsen, Pubertät, Reifen und Speicherung). Diesen eher philosophisch-spekulativen als naturwissenschaftlichen Überbau hat Chinas Medizin verlassen. Das tat den Erfolgen der Heilkunst keinen Abbruch. Denn die mystischen Vorstellungen von Körper und Weltall hemmen die Entwicklung einer jedermann zugänglichen Medizin eher, als daß sie sie fördern. Neue Entwicklungen sind nur möglich, wenn alte, beengende Vorstellungen gesprengt werden. Das beste Beispiel ist die Entwicklung der Akupunktur-Anästhesie während großer Operationen. Schmerzfreiheit trotz chirurgischer Eingriffe in Bauchhöhle, Lunge oder gar Herz gibt es erst seit zehn Jahren, als die falschen Deutungen der Akupunktur erkannt worden waren.
Die Demontage törichter und falscher Vorstellungen hat also Wesentliches zur Weiterentwicklung der Akupunktur beigetragen. Sie hinterließ andererseits eine Lücke, über die in China freimütig gesprochen wird: Bis heute ist unklar, welcher Wirkungsmechanismus der Akupunktur zugrunde liegt. Den chinesischen Ärzten ist es trotz intensiver Forschungen bisher nicht gelungen, zu entdecken, welche biologischen Grundlagen die so wirkungsvolle Methode der Akupunktur hat. Nach dem

Wirkungsmechanismus befragt, antworten alle chinesischen Ärzte einhellig: »Wir wissen es nicht. Wir wissen nur, daß Akupunktur hilft.«
An Spekulationen über den Wirkungsmechanismus fehlt es nicht. Vieles klingt einleuchtend. Doch vermag keine der vorliegenden naturwissenschaftlichen Theorien alle Besonderheiten der Akupunktur widerspruchsfrei zu erklären. Das ist ein – freilich nur akademischer – Mangel. Für den Kranken ist wichtig, daß ihm geholfen wird. Es ist nicht entscheidend, daß alle Einzelheiten der Wirkungsweise geklärt sind. Noch immer gilt die alte Erkenntnis der Volksmedizin: Wer heilt, hat Recht. Es ist auch nichts Besonderes, daß erfolgreiche Methoden oder Arzneimittel erst lange Zeit nach ihrer Einführung eine absolut sichere wissenschaftliche Deutung fanden. Die Wasseranwendungen des Sebastian Kneipp und ihre erstaunlichen Wirkungen konnten sich die Ärzte jahrzehntelang nicht recht erklären. Vom Aspirin, einem siebzig Jahre alten Arzneimittel, werden jetzt noch neue Zusammenhänge bekannt. Der deutsche Nobelpreisträger Max Planck hat die Schwierigkeiten bei der Erforschung der wissenschaftlichen Wahrheit einmal so beschrieben: »Die Wissenschaft bewegt sich in der Richtung von den großen zu den kleineren Irrtümern.« Das gilt auch für die Akupunktur.
Die chinesischen Ärzte teilen diese Auffassung. Sie sind jedoch gleichzeitig und zu Recht davon überzeugt, daß die unbestreitbaren Lücken in der Theorie die Anwendung der Akupunktur in der Praxis nicht behindern dürfen. Deshalb wurde in China dafür gesorgt, daß

Akupunktur jedem zur Verfügung steht. Die Methode ist keine Geheimwissenschaft mehr. Ihre Heilanzeigen (Indikationen) sind bekannt, und das gilt auch für die Grenzen ihrer Wirksamkeit.

Jeden Tag legt die Methode millionenfach Proben ihrer Wirksamkeit ab. Sie hilft nicht nur bei der Erzielung von Schmerzfreiheit während großer Operationen. Akupunktur nimmt den Schmerz zahlreicher alltäglicher Krankheiten. Es lindert die Beschwerden chronischer Leiden. Es hilft, die Wiederherstellungsphase (Rekonvaleszenz) abzukürzen und Fehlfunktionen der Organe rasch und zuverlässig zu beseitigen.

Akupunktur ist eine sehr humane medizinische Methode. Bei fachgerechter Anwendung sind ihre Nebenwirkungen erstaunlich gering. Akupunktur ist die Frucht einer langen kulturellen Tradition, die nicht von den rauhen und zupackenden Methoden der europäischen Bader und Barbiere geprägt wurde. Chinesische Heilkunst beachtete immer einen Grundsatz, der sich in anderen Ländern erst sehr viel später durchsetzte: Dem Patienten darf nicht geschadet werden.

Es liegt im wohlverstandenen eigenen Interesse aller Nicht-Chinesen, daß Akupunktur auch ihnen zur Verfügung steht. Naturgemäß sind bei der weltweiten Verbreitung einer Heilmethode Schwierigkeiten nicht zu vermeiden. Es gibt Widerstand aus den unterschiedlichsten Gründen, Mißverständnisse und falsche Erwartungen. Den Siegeszug der Akupunktur rund um die Welt hat das nicht aufhalten können. In den letzten Jahren haben Hunderte von europäischen und amerikanischen

Ärzten die alte Methode der Akupunktur wiederentdeckt. Ihre Erfolge sind verblüffend.
Doch damit ist es nicht getan. Die chinesische Erfahrung lehrt, daß Akupunktur von jedermann ausgeübt werden kann. Man muß nicht Medizin studiert haben, um durch Akupunktur sich und anderen Menschen helfen zu können. Grundkenntnisse der Akupunktur, wie sie in China jedermann geläufig sind, vermittelt dieses Buch. Es setzt den gewissenhaften Leser instand, bei der Anwendung der Akupunktur das Niveau des Ursprungslandes zu erreichen. Dort gehört die Selbstbehandlung durch Akupunktur und Akupressur zu den selbstverständlichen Alltäglichkeiten – zum Wohle der Kranken.

2
Grundsätze der Selbstbehandlung

Krankheit ist nichts Festgefügtes, kein statischer Zustand. Jeder weiß aus eigener Erfahrung, daß die Übergänge zwischen »gesund« und »krank« fließend sind. Wohlbefinden oder Mißbehagen sind abhängig von zahlreichen Faktoren – und für die meisten von ihnen ist man selbst verantwortlich. Daran hat die Entwicklung der modernen Naturwissenschaft nichts geändert. Niemand kann die Sorge für Leib und Leben ein für allemal an andere delegieren. Auch die tüchtigsten Ärzte sind immer nur Helfer des Kranken. Je nach Art und Schwere der Erkrankung wechselt der Anteil, den die Ärzte zur Genesung oder Linderung beitragen. Er ist groß bei chirurgischen Eingriffen, weniger entscheidend bei chronischen Erkrankungen und bei leichten und akuten Beschwerden oft völlig entbehrlich. Wissenschaftliche Untersuchungen haben ergeben, daß die Ärzte nur jeden dritten Patienten behandeln: Zwei von drei Kranken ziehen es vor, Rat bei anderen »Laien« einzuholen, sich selbst zu behandeln oder der Natur ihren Lauf zu lassen. An diesen Tatsachen kann man nicht vorübergehen. In einigen Fällen schlägt die Beschränkung der Therapie auf den Kranken zurück. Ganz unbestritten gibt es Krankheiten, die nur durch Ärzte und nur unter Einsatz aller Mittel der modernen Medizin zu heilen oder doch wenigstens zu bessern sind. Dazu gehören alle Formen des Krebs, ferner die schweren inneren Leiden, die mit Organveränderungen einhergehen, bestimmte Infektionskrankheiten und alle Störungen, die sich durch einen chirurgischen Eingriff beheben lassen.

Verantwortungsbewußte Selbstbehandlung kann nicht

bedeuten, daß man eine »do it yourself«-Medizin betreibt. Die eigenen Anstrengungen, einen krankhaften Zustand des Organismus zu heilen, müssen sich jeweils an den gesicherten medizinischen Kenntnissen orientieren. Alles andere ist Kurpfuscherei. Die Behandlung mit Methoden, deren Wirkung nicht gesichert ist, muß deshalb genauso strikt abgelehnt werden wie jene Hokuspokus-Methoden, die ihre Wurzeln in mittelalterlichem Aberglauben haben. Auch für die Selbstbehandlung gilt, daß sie auf keinen Fall schaden darf.
Das ist die eine Seite des Problems. Auf der anderen Seite ergeben sich nicht minder schwierige Fragen: Selbstbehandlung ist zu begrüßen, weil ohne sie die gesundheitliche Betreuung der Erkrankten gar nicht denkbar ist; weil – zweitens – der Fortschritt der Medizin auch von den Erfahrungen gespeist wird, die Nichtärzte bei der Behandlung gewinnen, und weil sie – drittens – hinsichtlich ihrer Erfolge in vielen Fällen der herkömmlichen Medizin durchaus gleichwertig und nicht so selten gar überlegen ist. Erfahrene Ärzte wissen das. Sie verbieten deshalb ihren Patienten eigene diagnostische und therapeutische Bemühungen nicht – im Gegenteil: Solange die Selbstbehandlung im Rahmen der naturwissenschaftlichen Medizin bleibt, muß und wird sie unterstützt werden.
Dieser Rahmen ist weit gespannt. Jede Einengung schadet dem Erfolg. Keine medizinische Methode ist der Weisheit allerletzter Schluß – auch die Akupunktur nicht. Wirkung entfaltet die Heilkunst immer dann, wenn sie sich der besten Ideen möglichst vieler Erfahrener be-

dient. Die Geschichte der Akupunktur ist dafür ein lebendiges Beispiel. Doch selbstverständlich finden sich auch im europäischen Raum zahlreiche Beweise für die segensreiche Wirkung großzügiger Integration »fachfremder« Ideen und »laienhafter« Selbstbehandlung. Heilkunst ist kein Monopol der Ärzte, weder in Europa noch in anderen Kontinenten. Sie bedarf der Anregungen und der Hilfe aller Menschen. Schon der Ablauf einer alltäglichen Erkrankung beweist, daß nur dann erfolgreich geholfen werden kann, wenn Arzt und Patient zusammenarbeiten. Vor die Therapie hat Gott die Diagnose gestellt. Den ersten Hinweis, daß eine Organfunktion gestört ist, muß immer der Betroffene geben. Er kann Art und Schwere der Erkrankung genauer erkennen als der Helfer – es ist schließlich sein Körper! Auch bei der Behandlung gilt, daß der Kranke selbst die Wirkungen und Nebenwirkungen der Therapie, ihre richtige Dosierung, sogar ihre prinzipielle Notwendigkeit, die Grenzen und Möglichkeiten besser erkennt als der Arzt – es ist sein Körper! Von dieser Erkenntnis wird vielfältig Gebrauch gemacht. Jedem Zuckerkranken wird beigebracht, wann er wieviel Insulin spritzen soll. Er lernt medizinische Geräte bedienen, Keimfreiheit zu wahren, Wirkungen und Nebenwirkungen richtig abzuschätzen. Das gleiche gilt für andere, chronisch kranke Patienten. Sie sind darauf angewiesen, eine künstliche Niere selbst zu bedienen (und sie schaffen es!), komplizierte Prothesen zu warten, Herzschrittmacher zu überwachen oder sich täglich den Blutdruck zu messen. Alles läßt sich lernen!

Die Aufzählung diagnostischer und therapeutischer Verfahren, die dem Patienten selbst übertragen sind, ließe sich beliebig fortsetzen. Sie beweist, daß es in der Heilkunst keine strenge Trennung zwischen ärztlichem und nichtärztlichem Handeln gibt. Wer ausreichend informiert ist, der darf mit gutem Gewissen tätig werden. Grenzen der Kompetenz müssen freilich beachtet werden. Aber die gibt es auch innerhalb der Ärzteschaft: Ein Augenarzt wird einem psychiatrischen Notfall immer relativ hilflos gegenüberstehen, und der Psychiater ist wohl kaum in der Lage, einen kleinen Fremdkörper aus tieferen Gewebeschichten unseres Sehorgans wieder zu entfernen.
Die vielfach verbreitete Vorstellung, Medizin sei ausschließlich eine Sache der Ärzte, ist also falsch. Ihre Wurzeln sind zudem nicht sehr erfreulich. Wirtschaftliche Überlegungen spielen dabei eine ausschlaggebende Rolle. Das läßt sich leider nicht leugnen. In anderen Kulturen war und ist das nicht der Fall. Arzt und Patient, Heilkundiger und Kranker stehen sich dort sehr viel aufgeschlossener gegenüber. Sie sind Partner, keine Konkurrenten.
So hat es in der vieltausendjährigen Geschichte der chinesischen Heilkunst niemals ein Monopol irgendwelcher Spezialisten auf bestimmte Methoden gegeben. Die Akupunktur wurde immer von Gruppen ganz unterschiedlicher Stellung und Ausbildung praktiziert: Langjährig ausgebildeten Spezialisten, die alle Akupunktur-Punkte kannten und auch in besonders komplizierten oder seltenen Fällen Rat wußten; einer großen Schar

von Laienhelfern, die sich auf die wesentlichen Leiden beschränkten; schließlich den einzelnen Kranken: Sie halfen sich selbst. Dabei ist es geblieben. Nach der Revolution legte die neue Staatsführung Wert darauf, die Erkenntnisse der Akupunktur allen Chinesen in gleicher Weise zugänglich zu machen. Die wenigen »westlich« ausgebildeten chinesischen Ärzte – 3000 bei 500 Millionen Einwohner – wurden seit 1949 angehalten, sich mit den Methoden der Volksmedizin, insbesondere der Akupunktur, vertraut zu machen. Angestrebt wurde eine Synthese beider Richtungen. Das ist gelungen. Auch die Ärzte, die vor der Revolution in Amerika oder Europa studiert haben, wenden heute erfolgreich Methoden mit alter Tradition an. So ist die Akupunktur-Narkose selbst bei Operationen am offenen Herzen üblich geworden. Andererseits wurden Millionen von Laienhelfern ausgebildet, die sogenannten »Barfußdoktoren«. Sie sind heute das Rückgrat der medizinischen Versorgung Chinas. Barfuß-Doktoren kommen aus allen Berufen. Sie nehmen die obligatorischen Schutzimpfungen vor, versorgen kleinere Verletzungen und alltägliche Krankheiten in eigener Regie. Vor allem aber helfen sie durch die Anwendung der Akupunktur. Denn jeder Barfußdoktor lernt in einem Kursus, die wichtigsten Akupunktur-Stellen zu stechen. Das Ziel dieser Ausbildung ist nicht die Perfektion. Gelehrt wird – von erfahrenen Akupunkteuren – die Behandlung alltäglicher, häufiger und leichter Erkrankungen. Auf diese Weise werden Landarbeiter, Soldaten und Hausfrauen – aus diesen Gruppen kommen die Barfußdoktoren – innerhalb

weniger Wochen in den Stand gesetzt, eine medizinische Basisversorgung zu gewährleisten.
Doch damit nicht genug. Jeder Chinese kennt bestimmte Punkte, die bei Erkrankungen eine diagnostische oder therapeutische Rolle spielen. Diese Kenntnisse werden in den Schulen vermittelt. Grundlagen der Akupunktur gehören zum Stundenplan. Sie bleiben nicht auf theoretische Erörterungen beschränkt. In China ist es vielmehr üblich, die Praxis mit der Theorie unmittelbar zu verbinden: Die Schüler lernen, welche Akupunkturstellen mit welchen Mitteln angeregt werden müssen, um bestimmte Heilerfolge oder Schmerzbefreiung zu erzielen. Am eigenen Körper erfahren die Chinesen so, welche Wirkungen die Selbstbehandlung mit Akupunktur und Akupressur hat. Lehrmaterial sind u. a. Plakate, die landesweit verbreitet werden. Ein Schwerpunkt der Selbstbehandlung ist dabei die Akupressur, auf die im Kapital 5 ausführlich eingangen wird.
Die Erfahrungen Chinas, des Mutterlandes der Akupunktur, beweisen, daß die Selbstbehandlung mit diesen Methoden gefahrlos, sicher und erfolgreich ist. Es gibt keinen Grund, die chinesischen Erfolge Europäern vorzuenthalten. Der Organismus eines Chinesen funktioniert nicht anders als der eines Amerikaners, Japaners oder Deutschen. Selbstverständlich liegen auch die Punkte und Meridiane (siehe Kapitel 3) an den gleichen Stellen. Die Behauptungen einiger europäischer Akupunkteure, die Methode könne nur helfen, wenn sie von Berufs-Akupunkteuren angewendet werde, treffen deshalb nicht zu.

Jeder, der weiß, wo die Punkte liegen und was bei ihrer Beeinflussung zu beachten ist, kann durch Akupunktur sich selber helfen. Das chinesische Beispiel überzeugt demnächst wohl auch die Skeptiker unter den europäischen Berufs-Akupunkteuren, die zum Teil noch alten, widerlegten Vorstellungen anhängen, die in China längst aufgegeben worden sind. Akupunktur ist keine Sache der Spezialisten allein.
Geduld und Sorgfalt sind Voraussetzungen, wenn die Akupunktur helfen soll. Bei kaum einer Heilmethode liegen soviel Erfahrungen vor, wie bei der fünftausendjährigen chinesischen Akupunktur. Wer die Methode anwendet, geht deshalb kein Risiko ein. Was täglich bei Millionen Menschen praktiziert wird (und in der Geschichte Milliarden Menschen geholfen hat) kann nicht falsch sein – man kann es nur falsch machen! Selbstbehandlung setzt deshalb sorgfältige Lektüre der gesicherten Erkenntnisse voraus.
Grundlage der Akupunktur sind Kenntnisse über den Verlauf der Punkte und Meridiane. Zu beachten sind ferner die Einzelheiten der Einflußnahme. Chinesische Erfahrungen zeigen, daß Akupunktur sehr viel weniger kompliziert ist, als es auf den ersten Blick scheint. Die Forschungsarbeiten in den eigens eingerichteten Instituten haben darüber Aufschluß gegeben, daß bestimmte, aus alter Zeit herrührende Riten für den Eintritt der Wirkung entbehrlich sind. Akupunktur hilft allen, die sich an die Regeln halten, den Verlauf der Punkte und Meridiane kennen und die Grenzen der Methode nicht leichtfertig mißachten.

3
Der Verlauf der Punkte und Meridiane

Der erste europäische Arzt, der die Akupunktur in ihrem Ursprungsland studierte, war der holländische Medicus Ten Rhyne. Nach seiner Rückkehr aus China, das er im Gefolge holländischer Kaufleute und Abenteurer besucht hatte, schrieb er über das auf den ersten Blick verwirrende System der Punkte und Meridiane: »Ich habe es nicht verstanden.« Man schrieb das Jahr 1681, und es dauerte Jahrhunderte, bis die Verwirrung der Klarheit wich. Das darf nicht überraschen. In den alten Zeiten des holländischen Arztes war der Verlauf der Leitlinien und Punkte durch allerlei Mystik, durch Sprachschwierigkeiten und gezielte Fehlinformationen eher verdunkelt als erhellt worden. Heute ist das anders. Akupunktur ist kein Geheimnis mehr.
Das Wort »Akupunktur« ist eine Schöpfung europäischer Mediziner. Sie haben es aus den lateinischen Bezeichnungen für »Punkt« = »acus« und »stechen« = »pungere« zusammengesetzt. In China spricht man von Tschen Tschiu. Gemeint ist beide Male das gleiche. Danach ist Akupunktur eine Heilmethode, die durch Beeinflussung genau festgelegter Hautpunkte Erkrankungen und Störungen menschlicher Organe und ihrer Funktionen bessert und beseitigt.
Grundlage dieser Erfolge ist der Zusammenhang, welcher zwischen unserer Haut und den inneren Organen und ihren Funktionen besteht. Diese Zusammenhänge sind seit langem unumstritten. Sie spielen in jeder Art von Heilkunde eine entscheidende Rolle. So benutzt die europäische Medizin Wärme- und Kälteanwendungen auf der Haut, um innere Organe zu beein-

flussen, und vertritt die Auffassung, daß Einspritzungen bestimmter Medikamente in umschriebene Hautgebiete ganz gezielt die Funktion entfernt liegender Organe beeinflussen. Und natürlich sind auch umgekehrte Zusammenhänge bekannt: Von inneren Organen »strahlen« Schmerzen in entfernte Hautgebiete aus – so vom Herzen in den linken Arm, von der Gallenblase zwischen die Schulterblätter oder von der Halswirbelsäule in die Augen.

Jahrzehntelange Erfahrung gehört dazu, diese Zusammenhänge genau zu erkennen. In der Lehre der Akupunktur sind nun die Erfahrungen unzähliger Menschen aus mehreren Jahrtausenden zusammengefaßt. Aus diesem Grund ist es für den einzelnen so schwierig, auf Anhieb das ganze System der Punkte und Meridiane zu verstehen. Dabei ist das Prinzip ganz einfach: Bestimmte Hautpunkte stehen mit der Funktion innerer Organe in einer engen Wechselbeziehung. Diese Punkte sind auf Leitlinien, den »Meridianen«, angeordnet. Alle Meridiane sind symmetrisch angeordnet, d. h., jede Körperhälfte hat gleich viele Akupunktur-Punkte. Insgesamt gibt es zwölf Hauptmeridiane, zwölf Nebenmeridiane und acht Sondermeridiane.

Nun kommt nicht jedem Punkt und jedem Meridian die gleiche Bedeutung zu. Es gibt wichtige und weniger wichtige, entscheidende und nahezu bedeutungslose Punkte. Das gleiche gilt von den Meridianen. Sie sind von unterschiedlichem Gewicht und aus diesem Grunde ist es nicht erforderlich, die Gesamtheit aller Punkte und Meridiane zu kennen und therapeutisch zu beherrschen.

Das bleibt den Spezialisten vorbehalten, die selbstverständlich auch nicht jeden einzelnen Punkt kennen. Vielmehr zeigt sich in der Beschränkung der Meister: Akupunkturstellen, mit denen man besonders gute Erfahrungen gemacht hat, sollte man nicht wechseln.
Zählt man alle bisher bekannten Akupunktur-Punkte zusammen, so ergeben sich 1054 Stichstellen. Doch diese Zahl erhebt weder Anspruch auf Vollständigkeit noch Verbindlichkeit. Wie jede Wissenschaft, so ist auch die der Akupunktur im Fortschreiten begriffen. Neue Entdeckungen bleiben deshalb nicht aus. Sie ändern nichts am Wesen der Methode, aber sie vereinfachen, verbessern und erleichtern die Anwendung. Ein gutes Beispiel ist die Entdeckung der Akupunktur-Schmerzfreiheit während Operationen. Vor zwanzig Jahren, als erstmals solche Versuche mit Erfolg absolviert wurden, brauchte man bis zu dreißig Nadeln, um den gewünschten Erfolg zu erreichen. Jetzt reichen zwei bis vier! Früher mußte man in zahlreiche Punkte mehrerer Meridiane stechen. Heute weiß man, daß es am äußeren Ohr außergewöhnlich wirksame Akupunkturstellen gibt, deren Bedeutung für die Narkose lange unentdeckt blieb. Jetzt hilft die Nadelung an dieser Stelle! Wer vor diesen Fortschritten der Akupunktur-Technik die Augen verschließt und beharrlich nur am Althergebrachten klebt, der schadet der Akupunktur. Die Chinesen jedenfalls sind für Neuerungen stets aufgeschlossen. Sie haben in den vergangenen zwei Jahrzehnten die Weiterentwicklung der Akupunktur stärker gefördert als in den hundert Jahren davor.

Die Grundlagen-Erkenntnisse haben indes die Zeit überdauert. Die Lage der wichtigen Punkte und Meridiane liegt fest. Daran ist nicht zu rütteln. Die dem Buch beigegebenen graphischen Darstellungen zeigen allesamt nur solche Punkte, deren Bedeutung von chinesischen Experten in letzter Zeit erneut unterstrichen wurde.

Die zwölf Hauptmeridiane

Die Körperorgane werden nicht durch einen Punkt der Haut allein beeinflußt. Andererseits sind Hautpunkte nicht nur für ein Organ zuständig. Die Wechselwirkung besteht immer zwischen den Leitlinien (»Meridianen«) und ganzen Organgruppen. Durch Erfahrung gewonnene Erkenntnisse zeigten und zeigen, daß die Organgruppen bestimmte Gemeinsamkeiten aufweisen. Diese Gemeinsamkeiten hat man in der alten chinesischen Medizin mit den beiden polaren Strömungen der Urenergie, mit »Yin» und »Yang«, in Verbindung gebracht. Diese Zuordnung ist heute aufgegeben worden. Aber sie hatte einen sinnvollen Kern, der sich mit wissenschaftlichen Erkenntnissen der Neuzeit durchaus vereinbaren läßt. Auch die moderne Medizin unterscheidet zwei einander entgegengesetzte Steuerungssysteme. Jedes Organ wird von den unbewußten (»vegetativen«) Nerven gelenkt. Diese Steuerung erfolgt gleichsam an zwei Zügeln: durch die sympathikotonen und die vagotonen Nerven. Die sympathikotone Beeinflussung bedeutet Antrieb, Arbeit, Energie, Leistung. Die vagotone Steuerung zielt auf Ruhe, Erholung, Schlaf.

Von diesen (und allen anderen) Nerven hat man nichts gewußt, als man die Akupunktur-Erfahrungen sammelte. Und doch scheint es so, als wäre das System der Meridiane schon unter dem Gesichtspunkt der zweizügeligen Steuerung konzipiert worden. Die Hauptmeridiane jedenfalls zerfallen in zwei große Gruppen. In die aktiven, »aufarbeitenden« (»Yang«)-Organe und in die passiven »speichernden« (»Yin«)-Organe.

Zu den aktiven Meridianen gehören:

○ Dickdarm

○ Magen

○ Dünndarm

○ Harnblase

○ Gallenblase

○ Dreifacher Erwärmer

Die sechs passiven Meridiane werden gebildet von:

○ Lunge

○ Milz

○ Herz

○ Niere

○ Leber

○ Meister des Herzens

Die Meridiane stehen untereinander in Wechselbeziehungen, die durch Nachbarschaft und Energie definiert sind. Es ergibt sich das Bild einer Kette, die so aussieht:

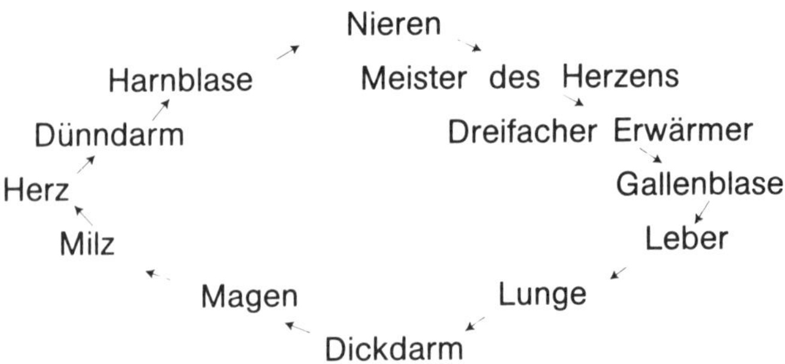

Hinsichtlich der Lage ergeben sich folgende nachbarschaftliche Beziehungen:
An der Innenseite der Extremitäten liegen jeweils die Meridiane der speichernden Organe. An der Innenseite der Arme verlaufen die Meridiane des Herzens, der Lunge, des Meisters des Herzens. Auf der Innenseite der Beine sind die anderen drei Speicher-Meridiane nachweisbar, nämlich die der Milz, der Niere und der Leber. Die Meridiane der aktiven Organe verlaufen jeweils an der Außenseite der Extremitäten. An den Armen sind das die Punkte des Dünndarms, des Dickdarms und des Dreifachen Erwärmers; an den Beinen die der Harnblase, der Gallenblase und des Magens. Dieses System erleichtert die Behandlung beträchtlich. Es bietet durch seine übersichtliche Ordnung die Möglichkeit, sich jeweils neu und rasch über die Zusammenhänge zu orientieren.

Die fünf Punktarten

Bevor dies möglich ist, muß den Punkten Aufmerksamkeit gewidmet werden. Es ist bereits festgestellt worden, daß sie von unterschiedlicher Bedeutung sind. Es werden insgesamt fünf Arten unterschieden:

1. Harmonisierungs-Punkte, abgekürzt »H-P«. Sie liegen jeweils am Anfang und am Ende eines Meridians. Ihre Beeinflussung führt zu einer Harmonisierung aller Organe, die dieser Leitlinie zugeordnet sind. H-P wird deshalb immer dann verordnet, wenn Koordination und Gleichklang mehrerer Organfunktionen wiederhergestellt werden sollen. Beste Erfolge erreicht man mit Nadeln aus Stahl und durch Fingerdruck (Akupressur).
2. Anregungs-Punkte, abgekürzt »A-P«. Jeder Meridian hat einen dieser Punkte. Seine Beeinflussung verstärkt Energie und Aktivität der Organe – ihren »Tonus«, weshalb sie manchmal auch »Tonisierungspunkte« genannt werden. A-P wird verordnet, wenn Organfunktionen geschwächt sind und der Stärkung bedürfen. Besonders bewährt hat sich in diesen Fällen die Anwendung von Goldnadeln.
3. Beruhigungs-Punkte, abgekürzt »B-P«. Jeder Meridian weist einen dieser Punkte auf. Die Beeinflussung von B-P wirkt auf die Organe dämpfend, beruhigend, »sedierend«, weshalb sie früher auch »Sedativpunkte« hießen. Bei gesteigerter Organfunktion und einem gestörten Wechsel von Anspannung und Entspannung, Arbeit und Ruhe ist B-P angezeigt. Bewährt haben sich Silbernadeln.

4. Alarm- oder »Mu«-Punkte, abgekürzt »Mu-P«. Jedes Organsystem hat mindestens einen Alarmpunkt. Mu-Punkte haben eine doppelte Funktion: Wenn sie auf Druck empfindlich reagieren, so ist dies ein wichtiger Hinweis auf Erkrankungen des betreffenden Organs. Andererseits bewirkt die Beeinflussung von Mu-P eine unverzügliche Besserung der Beschwerden, insbesondere der Schmerzen. Mu-P reagieren sehr gut auf Fingerdruck.

5. Spezial-Punkte, abgekürzt »S-P«. Unter diesem Oberbegriff werden Akupunkturstellen zusammengefaßt, die sowohl auf bereits bekannten Meridianen liegen als auch andere, die keinen Zusammenhang mit den großen Leitlinien zeigen. S-P sind von mehreren anerkannten chinesischen und europäischen Akupunkteuren beschrieben worden. In diesem Buch werden nur solche berücksichtigt, die sich nachgewiesenermaßen überdurchschnittlich bewährt haben.

Es hat sich erwiesen, daß die Selbstbehandlung durch Akupunktur außerordentlich erfolgreich ist, wenn die genannten fünf Punktarten beachtet werden. Im alphabetischen Verzeichnis der Krankheiten (Kapitel 7) wird auf die fünf Punktarten jeweils hingewiesen. Ihre Lage ist genau definiert. Sie geht aus den Abbildungen der Hauptmeridiane (Abb. I – XIV) deutlich hervor. Die Punkte sind eigens gekennzeichnet. Es steht

H-P = Harmonisierungspunkt
A-P = Anregungspunkt
B-P = Beruhigungspunkt
Mu-P = Alarm(»Mu«)punkt
S-P = Spezialpunkt

Zusammengefaßt stellen sich Bedeutung und Beeinflussung so dar:

H-P	Harmonisierung	Stahl, Fingerdruck
A-P	Anregung	Gold
B-P	Beruhigung	Silber
Mu-P	Diagnose/Erste Hilfe	Fingerdruck
S-P	Spezialpunkt	Finger/Gold/Silber/Stahl

Verlauf der Hauptmeridiane

Diese entscheidenden Leitlinien sind jeweils auf einer Abbildung dargestellt. Hauptmeridiane sind symmetrisch, d. h., der Körper weist jeweils zwei Hauptmeridiane gleichen Namens auf. Die Zahl der Punkte pro Meridian ist ganz unterschiedlich. Diese Tatsache sagt allerdings nichts aus über die Bedeutung, denn diese ist bei allen Hauptmeridianen gleich. Sie werden im folgenden in der in China üblichen Reihenfolge mit ihren wichtigen Punkten vorgestellt.

HERZ-MERIDIAN I

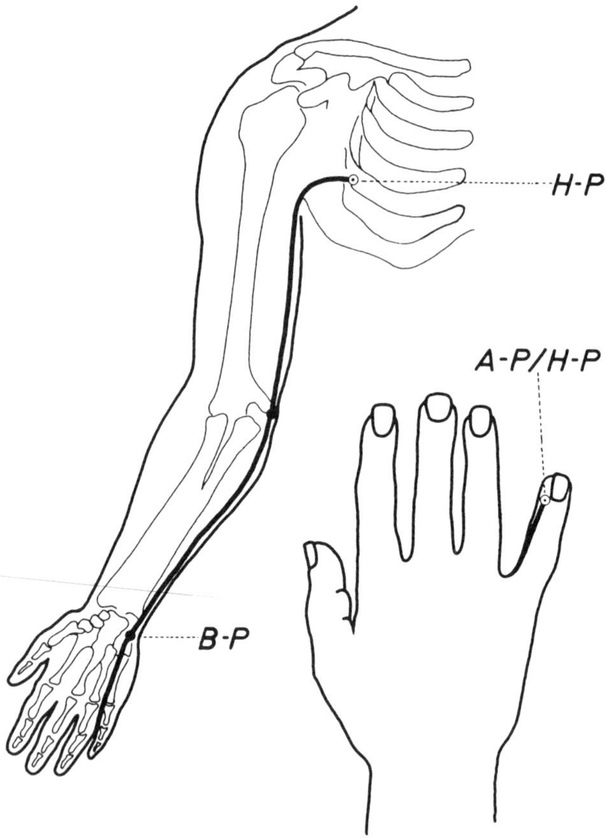

Der Herz-Meridian (I)

Er verbindet neun Punkte. Der Meridian entspringt an der Außenseite des Brustmuskels. Er führt dann an der Innenseite der Ober- und Unterarme entlang und endet am kleinen Finger.
Seine wichtigen Punkte sind:
Harmonisierung (H-P I): Im dritten Zwischenrippenraum in Achsel-Linie. Gute Erfolge mit Akupressur.
Anregung (A-P I): Der Punkt liegt zwei Millimeter seitlich und herzwärts vom daumenseitigen Rand des kleinen Fingers.
Beruhigung (B-P I): 7. Punkt des Meridians. Liegt an der Unterarminnenseite des Handtellers über dem seitlichsten Handwurzelknochen.
Alarm (Mu-P I): Dem Herz-Meridian sind drei Mu-Punkte zugeordnet, die allesamt keine unmittelbare Beziehung zum Verlauf des Meridians haben. Der erste Mu-P liegt drei Querfinger oberhalb der Nasenwurzel in der Mittellinie des Körpers direkt auf der Stirn. Der zweite Mu-P liegt in der Mitte zwischen äußerem Augenwinkel und oberem Ansatz des Ohres oberhalb des Jochbeins. Der dritte Herz-Alarmpunkt wird drei Querfinger unterhalb des Endes des Schwertfortsatzes des Brustbeines lokalisiert.
Spezial: Kein S-P bekannt.

DÜNNDARM-MERIDIAN II

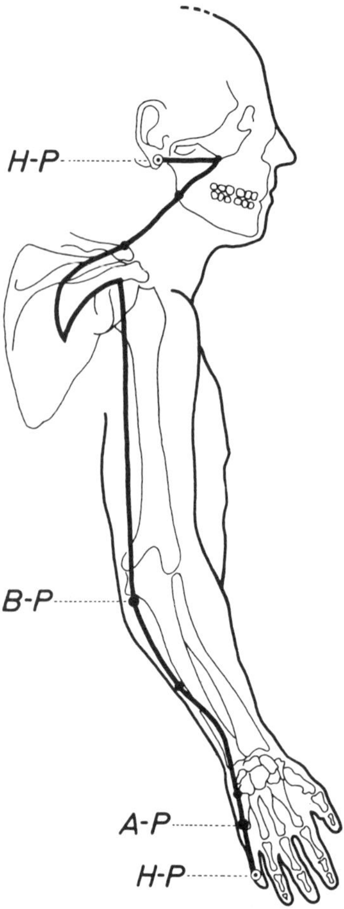

Der Dünndarm-Meridian (II)

Er hat insgesamt 19 Punkte (auf beiden Körperhälften zusammen also 38). Er beginnt am kleinen Finger, in unmittelbarer Nähe der Stelle, wo der Herz-Meridian (I) endet. Er führt an der äußeren Seite des Armes kopfwärts, überquert die seitliche Halsseite, erreicht die Wange und endet in der Mitte des Ohrläppchens.
Seine wichtigsten Punkte sind:
Harmonisierung (H-P II): H-P zwei Millimeter seitlich und körperwärts am äußeren Rand des Nagels des kleinen Fingers sowie in der Mitte des Ohrläppchens.
Anregung (A-P II): An der Seite des Kleinfingergrundgelenkes, dort, wo sich bei geschlossener Faust eine Hautfalte bildet.
Beruhigung (B-P II): An der Unterseite des Ellenbogenköpfchens.
Alarm (Mu-P II): Eine Handbreit oberhalb des Schambeinknochens in der Mittellinie des Körpers.
Spezial: kein S-P bekannt.

HARNBLASEN-MERIDIAN III

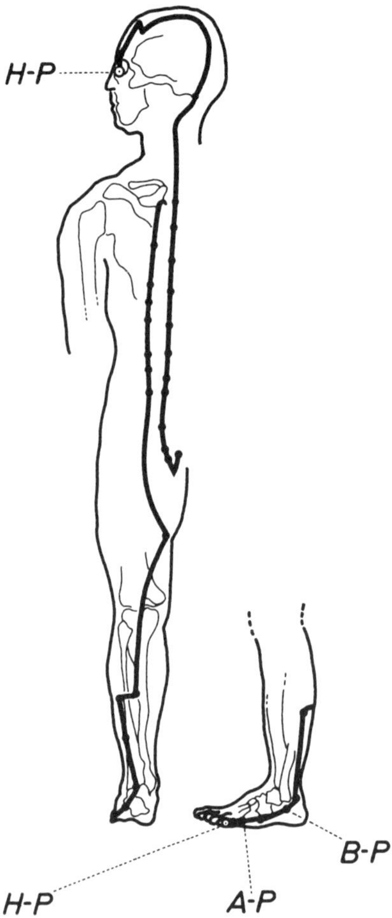

Der Harnblasen-Meridian (III)

Es handelt sich um den längsten Meridian. Er beginnt im Winkel von Nasenrand und knöcherner Augenhöhle, verläuft über den Schädel, teilt sich am Rücken in zwei Äste (Rarität!), passiert danach die Rückseite des Beines und endet, am äußeren Fußrand verlaufend, am Nagelrand der kleinen Zehe. Jeder Harnblasen-Meridian zählt 67 Punkte.

Seine wichtigen Punkte sind:

Harmonisierung (H-P III): H-P zwei Millimeter körperwärts und seitlich des Nagelrandes der kleinen Zehe. H-P Nasenwurzel ohne Bedeutung.

Anregung (A-P III): Zwei Querfinger hinter H-P in Richtung Ferse am seitlichen Fußrand.

Beruhigung (B-P III): Eine Handbreit hinter dem H-P am seitlichen Fußrand.

Alarm (Mu-P III): Einen Querfinger oberhalb des Schambeins in der Mittellinie.

Spezial: Nicht bekannt.

NIEREN-MERIDIAN IV

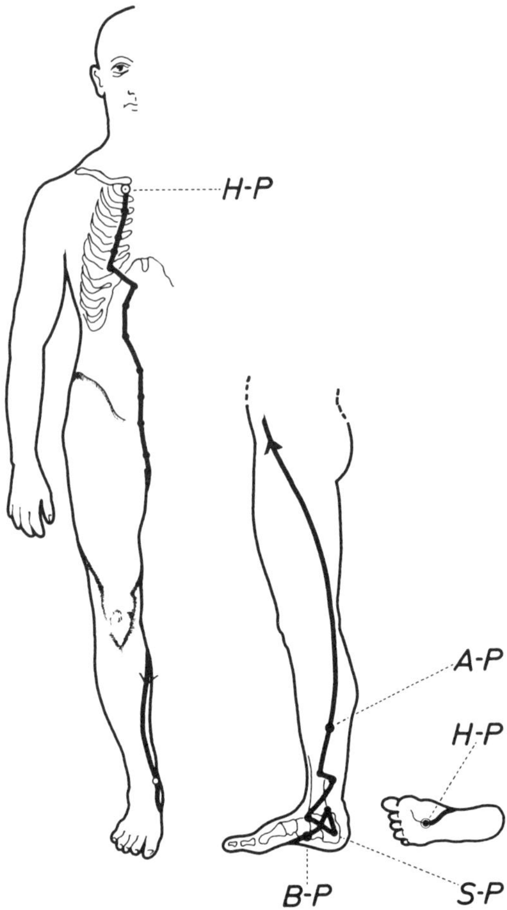

Der Nieren-Meridian (IV)

Die 27 (zusammen 54) Körperpunkte beginnen mit dem Harmoniepunkt an der Fußsohle. Der Meridian verläuft dann an der Innenseite des Beines körperwärts, erreicht die Blasengegend, steigt nahezu parallel der Mittellinie auf und endet am Brust-Schlüsselbeingelenk.
Seine wichtigen Punkte sind:
Harmonisierung (H-P IV): In der Mitte zwischen Großzehen- und Kleinzehenballen (Akupressur!) und am unteren Rand des Brust-Schlüsselbeingelenkes (links wirksamer als rechts!)
Anregung (A-P IV): Drei Querfinger oberhalb des inneren Knöchels am Rand des Schienbeins, nicht direkt auf dem Knochen.
Beruhigung (B-P IV): An der Innenseite des Fußes, eine Handbreit hinter H-P körperwärts.
Alarm (Mu-P IV): Der Mu-Punkt liegt auf dem freien Ende der 12. Rippe.
Spezial (S-P IV): Einen Querfinger unterhalb des inneren Knöchels liegt der Spezialpunkt »Herr der Liebe und des Blutes«. Er wird seit altersher mit sehr gutem Erfolg bei allen Sexualstörungen beeinflußt, am erfolgreichsten durch eine kleine Goldnadel.

MEISTER DES HERZENS-MERIDIAN V

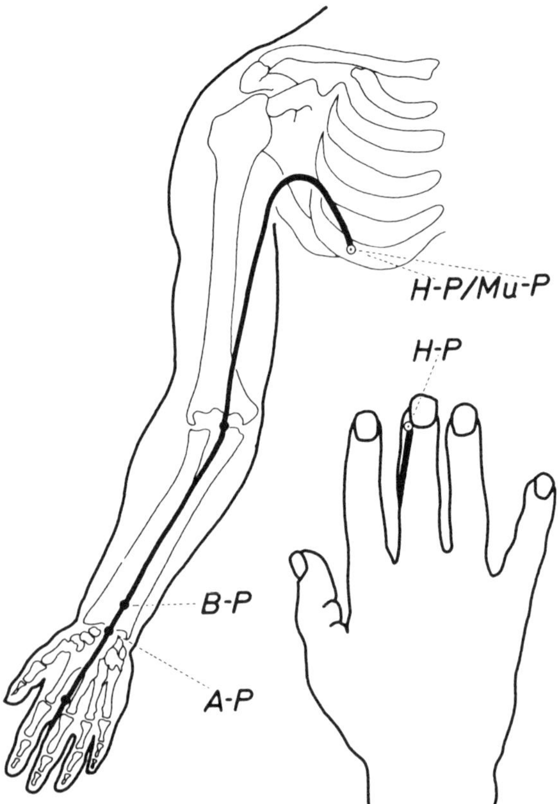

Der Meister des Herzens-Meridian (V)

Hinter dem überlieferten Namen verbirgt sich ein Meridian, der Kreislauf und Sexualität koordiniert. Er entspringt in der Mitte zwischen Brustwarze und vorderem Achselhöhlenrand, verläuft an der Innenseite des Armes und endet am Endglied des Mittelfingers.
Seine wichtigen Punkte sind:
Harmonisierung (H-P V): Zwei Millimeter daumen- und körperwärts des Mittelfingernagels sowie in der Mitte zwischen Brustwarze und vorderem Rand der Achselhöhle im Bereich des vierten Zwischenrippenraumes (Akupressur!)
Anregung (A-P V): An der Daumenballenfurche beim Übergang zum Handgelenk.
Beruhigung (B-P V): In der Mitte der ersten Handgelenksfurche. Zwei Querfinger hinter (A-P V).
Alarm (Mu-P V): Identisch mit dem ersten Harmonisierungspunkt (H-P V) im Bereich des vierten Zwischenrippenraumes. Einer der bewährtesten Punkte der Akupressur!
Spezial: Bisher nicht entdeckt.

MERIDIAN DES DREIFACHEN ERWÄRMENS VI

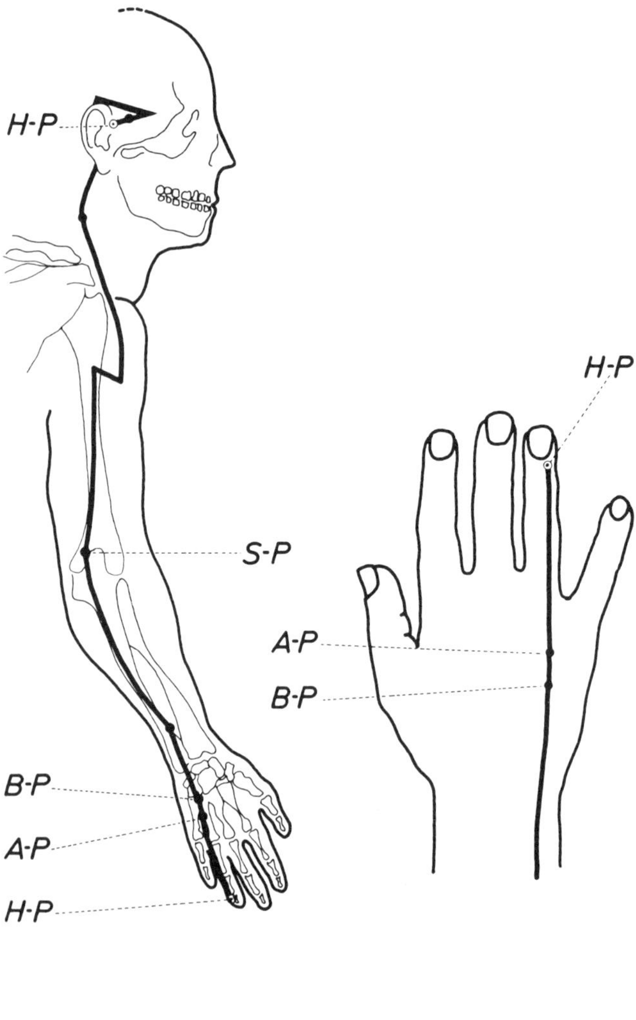

Der Meridian des Dreifachen Erwärmers (VI)

Auch dieser altertümliche Name verbirgt eine Leitlinie von erheblicher Bedeutung, die drei Funktionen – die der Atmung, Verdauung und Ausscheidung – aufeinander abstimmt. Ausgangspunkt ist der H-P VI am Ringfingernagel. Der Meridian, bestehend aus 23 Punkten, zieht an der Außenseite des Armes entlang und erreicht über Schlüsselbein und Schulter das Ohr und den Unterkiefer. Seine wichtigsten Punkte sind:
Harmonisierung (H-P VI): Zwei Millimeter seitlich, und körperwärts am Nagelrand des Ringfingers (Kleinfingerseite, günstig für Stahlnadel) sowie im Grübchen des oberen Ohrmuschelansatzes (Akupressur).
Anregung (A-P VI): Auf dem Handrücken, zwei Querfinger hinter der Schwimmhaut des 4. und 5. Fingers.
Beruhigung (B-P VI): Auf dem Handrücken, drei Querfinger hinter der Schwimmhaut des 4. und 5. Fingers.
Alarm (Mu-P VI): Zwei Querfinger unterhalb des Nabels in der Mittellinie.
Spezial (S-P VI): Am inneren oberen Kopf des Ellenbogens liegt ein wirksamer S-P gegen Rheumatismus, Muskelschmerzen, Verspannungen (Nur Akupressur!)

GALLENBLASEN-MERIDIAN VII

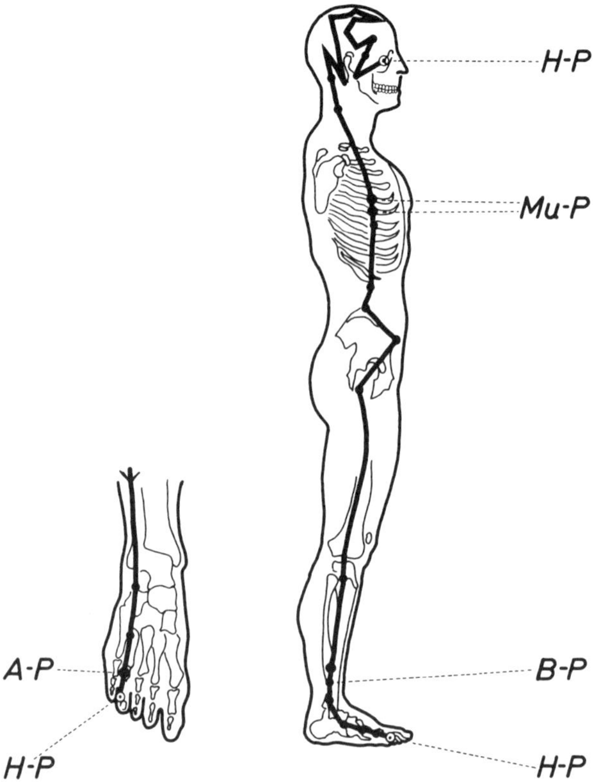

Der Meridian der Gallenblase (VII)

Der Verlauf von Kopf bis Fuß, über insgesamt 44 Punkte, beginnt mit H-P VII am äußeren Augenrand, passiert die Schläfen- und Hinterhauptsgegend, den seitlichen Rumpf und die Außenseite der Beine. Endpunkt ist die vierte Zehe.

Die wichtigen Punkte sind:

Harmonisierung (H-P VII): Am äußeren Augenrand (nur Akupressur!) und an der Kleinzehenseite der vierten Zehe, zwei Millimeter körperwärts (Stahl).

Anregung (A-P VII): Am Grundgelenk der vierten Zehe, seitlich.

Beruhigung (V-P VII): 5 Querfinger oberhalb des äußeren Knöchels am Wadenbein.

Alarm (Mu-P VII): Zwei Mu-Punkte auf dem Meridian. Der wichtigere im 5. Zwischenrippenraum in der Achselhöhlenlinie, der zweite genau darunter im sechsten Zwischenrippenraum.

Spezial (S-P VII): Zwei Querfinger über den Augenbrauenmitten ein S-P für Gallenblasenerkrankungen (Koliken).

LEBER-MERIDIAN VIII

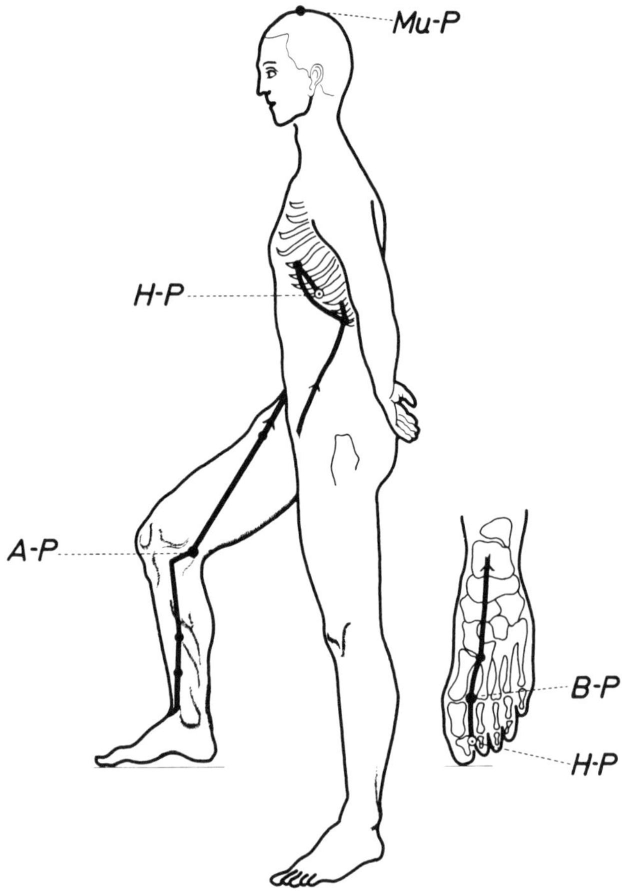

Der Leber-Meridian (VIII)

Er beginnt am Nagelwinkel der Großzehe, zieht an der Innenseite des Beines körperwärts und endet, bei insgesamt 14 Punkten, an den Rippen.
Seine wichtigen Punkte sind:
Harmonisierung (H-P VIII): Am inneren Nagelwinkel der großen Zehe und im 7. Zwischenrippenraum in der Brustwarzenlinie.
Anregung (A-P VIII): Am hinteren Ende der Kniegelenksfalte bei gebeugtem Knie.
Beruhigung (B-P VIII): In der Mitte der Schwimmhaut zwischen großer und zweiter Zehe.
Alarm (Mu-P VIII): Zwei Mu-P, die gleichwertig sind. Der erste liegt in der Mitte des oberen Schädeldaches, der zweite in der Mitte zwischen den Augenbrauen.
Spezial: Bisher nicht entdeckt worden.

LUNGEN-MERIDIAN IX

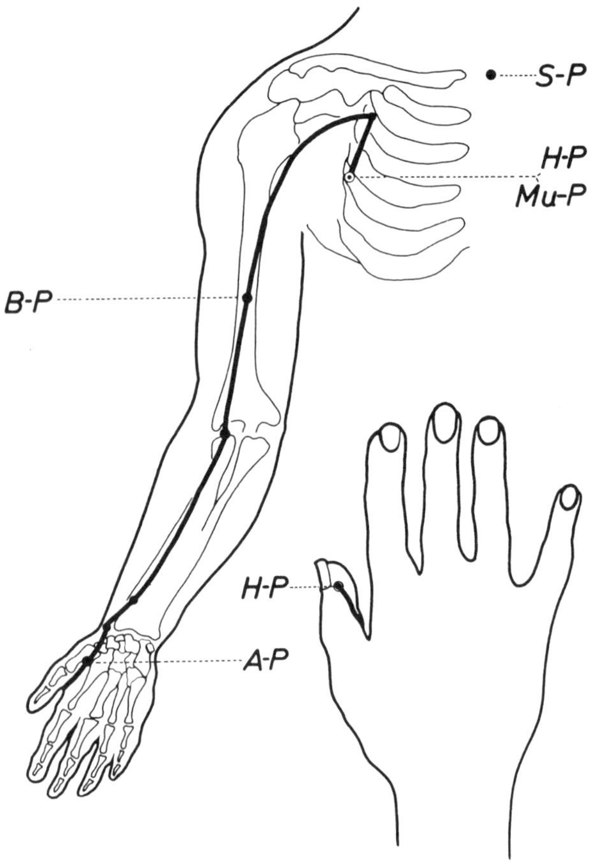

Der Lungen-Meridian (IX)

Er nimmt seinen Anfang im 3. Zwischenrippenraum und zieht über 11 Punkte an der Innenseite des Armes entlang zur Zeigefingerseite des Daumenendgliedes.
Seine wichtigen Punkte sind:
Harmonisierung (H-P IX): Im dritten Zwischenrippenraum im Bereich der vorderen Achselhöhlenlinie und 2 Millimeter seitlich des Nagelrandes des Daumens an der Zeigefingerseite.
Anregung (A-P IX): In der Mitte des Daumenballens (Handinnenfläche).
Beruhigung (B-P IX): In der Mitte des Oberarms, direkt über der Bizepshöhe.
Alarm (Mu-P IX): Der erste Mu-P ist identisch mit dem ersten H-P IX im dritten Zwischenrippenraum. Der zweite (für die Lungenspitze) liegt in der Mitte zwischen den Augenbrauen, der dritte drei Querfinger oberhalb der Nasenwurzel (wie Mu-P I).
Spezial (S-P IX): Bronchitis (Raucher)-Punkt am oberen Ende des Brustbeins in der Mittellinie.

DICKDARM-MERIDIAN X

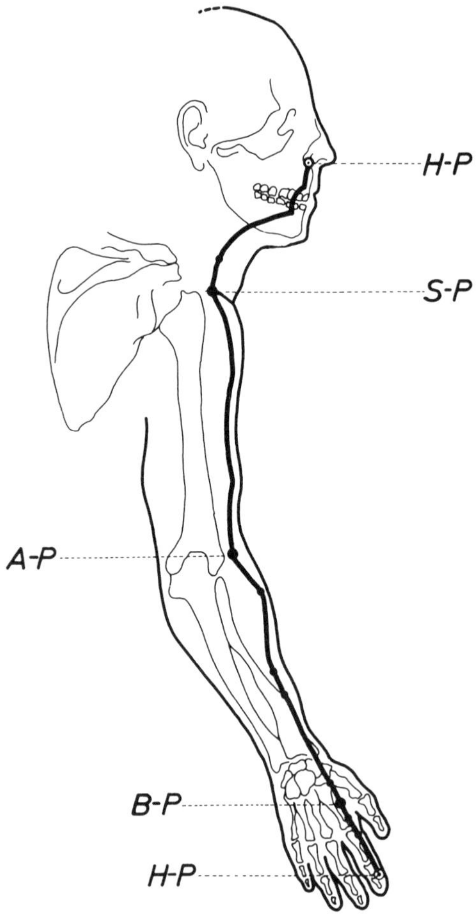

Der Meridian des Dickdarms (X)

Er entspringt an der Nagelwurzel des Zeigefingers, zieht über Arm, Schulter und Hals zur Nasenlippenfalte.
Seine wichtigen Punkte sind:
Harmonisierung (H-P X): An der daumenseitigen Nasenwurzel des Zeigefingers (Stahl) und am Endpunkt der Nasenlippenfalte (Akupressur).
Anregung (A-P X): Bei gebeugtem Arm am Ende der Ellenbogenfalte (außen).
Beruhigung (B-P X): In der Mitte zwischen Zeigefinger- und Daumengrundgelenk bei maximal abgespreiztem Daumen.
Alarm (Mu-P X): Drei Querfinger seitlich des Nabels.
Spezial (S-P X): Gegen Hämorrhoidenschmerzen (»Esche-hei«) sehr bewährt direkt über dem Köpfchen des Schultergelenkes.

MAGEN-MERIDIAN XI

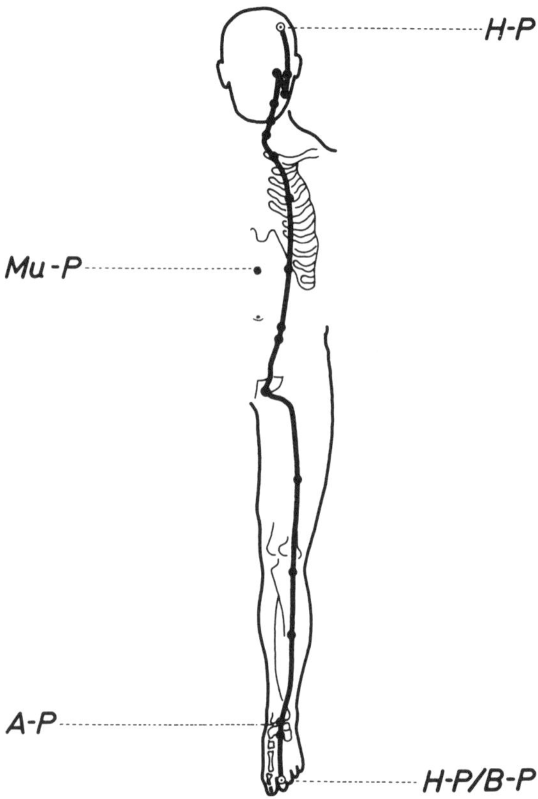

Der Meridian des Magens (XI)

45 Punkte umfaßt der Magen-Meridian, der vom Scheitel bis zur Sohle reicht. Vom oberen Rand der Schläfengrube über Unterkiefer, Auge, Hals, Brust, Bauch zieht er an der Außenseite des Beines zum Nagel der zweiten Zehe.
Seine wichtigen Punkte sind:
Harmonisierung (H-P XI): Am oberen Rand der Schläfengrube durch Akupressur gegen knöcherne Unterlage; am seitlichen Rand des Nagels der zweiten Zehe durch Stahl.
Anregung (A-P XI): Am unteren Rand des Schienbeinknochens.
Beruhigung (B-P XI): Identisch mit dem H-P an der zweiten Zehe.
Alarm (Mu-P IX): Fünf Finger breit über dem Nabel (Mittellinie).
Spezial: Nicht bekannt.

MILZ-MERIDIAN XII

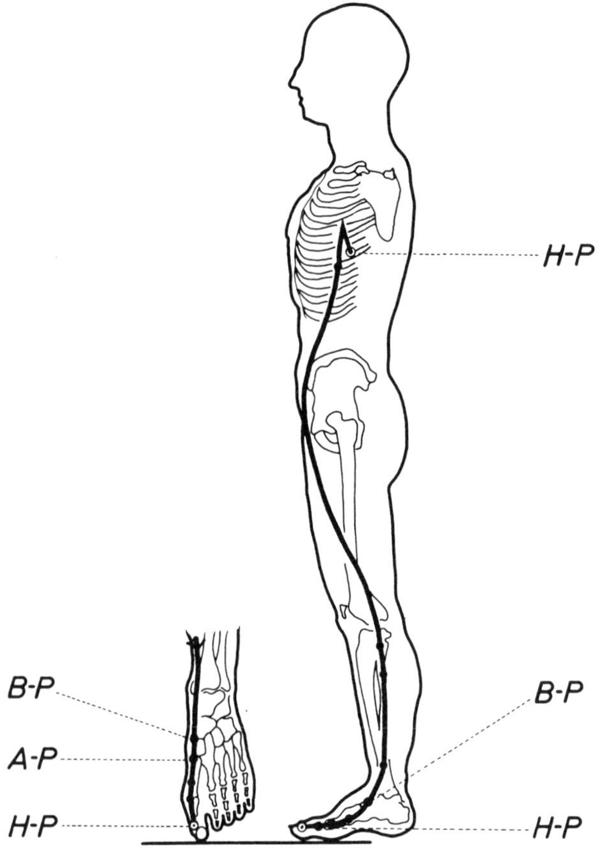

Der Meridian der Milz (XII)

Vom Endglied der großen Zehe bis zum Brustkorb zieht dieser Meridian, der auch die Bauchspeicheldrüse repräsentiert (21 Punkte).
Seine wichtigen Punkte sind:
Harmonisierung (H-P XII): Innerer Nagelwinkel der Großzehe, zwei Millimeter seitwärts und im sechsten Zwischenrippenraum in der vorderen Achsellinie.
Anregung (A-P XII): Am seitlichen Spalt des Grundgelenkes der Großzehe (»Ta-Tou«).
Beruhigung (B-P XII): In der Mitte des Fußgewölbes, am höchsten Punkt des Seitenrandes.
Alarm (Mu-P XII): Zwei Querfinger unterhalb des Endes der 12. Rippe (nur links!)
Spezial (S-P XII): Bisher nicht entdeckt.
Die zwölf Hauptmeridiane werden ergänzt durch Neben- und Sondermeridiane. Diese Leitlinien verbinden Punkte, die unterstützend wirken. Ihre Anwendung muß, wegen der Kompliziertheit der dabei zu beachtenden Regeln, erfahrenen Spezialisten vorbehalten bleiben. Eine Ausnahme hiervon machen der Konzeptions- und der Gouverneursmeridian. Auf diesen beiden Leitlinien liegen mehrere wichtige Punkte, die nach den bekannten Regeln (Harmonisierung, Anregung, Beruhigung, Alarm/Erste Hilfe) gegeben werden. Gouverneurs- und Konzeptionsmeridian weisen die Eigentümlichkeit auf, daß sie nicht doppelt vorhanden sind: Sie verlaufen vielmehr beide in der Mittellinie des Körpers.

KONZEPTIONS-MERIDIAN XIII

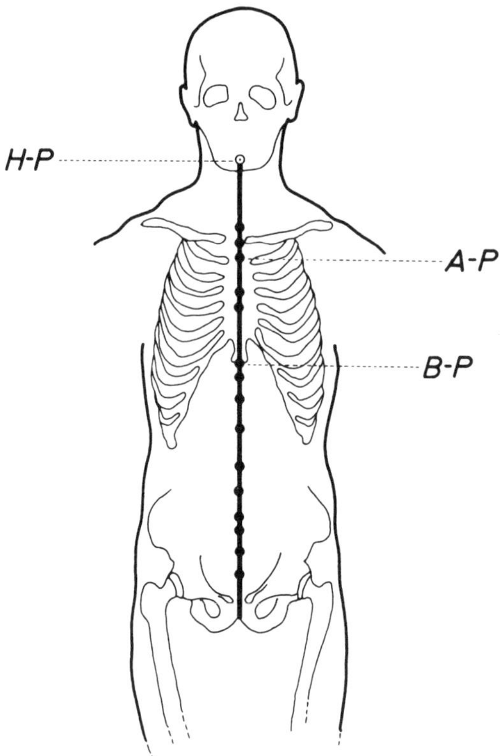

Der Konzeptions-Meridian (XIII)

Diese Leitlinie, im chinesischen »Jen-mai« (»Gefäß der Empfängnis«) genannt, umfaßt 24 Punkte. Sie liegen auf der vorderen Mittellinie des Körpers und ziehen von dem Perianalgewebe bis zur Kinnspitze.
Harmonisierung (H-P XIII): Von Bedeutung ist nur der H-P direkt an der Kinnspitze über dem Unterkieferknochen.
Anregung (A-P XIII): Zwei Querfinger unterhalb des Brustbein-Schlüsselbeingelenkes in der Mittellinie.
Beruhigung (B-P XIII): Punkt am Ende des Schwertfortsatzes.
Alarm (Mu-P XIII): Dieser Meridian ist eine Leitlinie, die zahlreiche Mu-Punkte anderer Organsysteme vereint (z. B. Kreislauf, Herz, Magen, Dünndarm, Blase). Diese Mu-Punkte sind bei den entsprechenden Meridianen genau beschrieben.
Spezial (S-P XIII): Empfängnis und Sexualität werden durch mehrere Spezialpunkte beeinflußt, auf die im Rahmen des Kapitels über Akupressur eingegangen wird.

GOUVERNEURS-MERIDIAN XIV

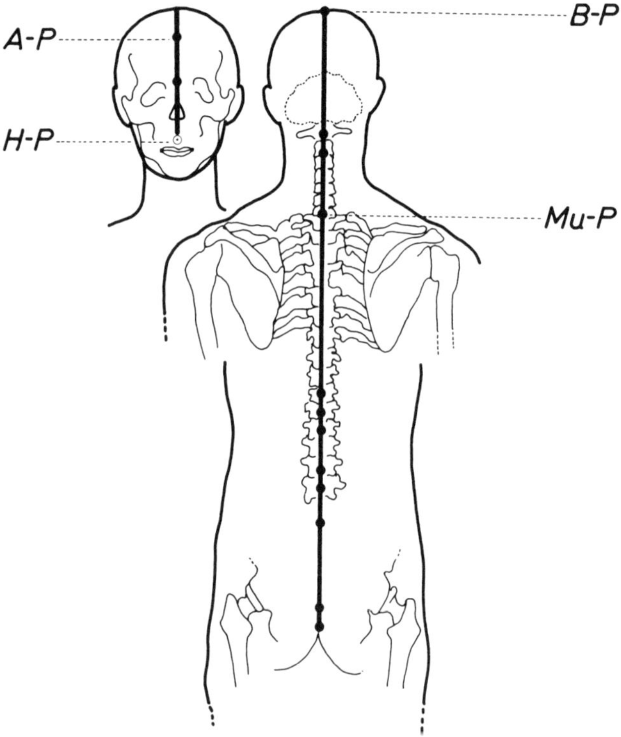

Der Gouverneurs-Meridian (XIV)

Er hieß früher »Gefäß des Herrschers« (»Tu-mai«), enthält 28 Punkte, die von der Mitte der Oberlippe über Schädel und Wirbelsäulenlinie bis zum Steißbein ziehen.
Harmonisierung (H-P XIV): Wichtig ist der H-P an dem Übergang zum Lippenrot.
Anregung (A-P XIV): 3 Querfinger oberhalb der Augenbrauenlinie in der Mittellinie.
Beruhigung (B-P XIV): In der Mitte des Schädeldaches (nur Akupressur).
Alarm (Mu-P XIV): Erste Hilfe über dem ersten Brustwirbelkörper.
Spezial (S-P XIV): Identisch mit H-P XIV

KOPF-PUNKTE XV

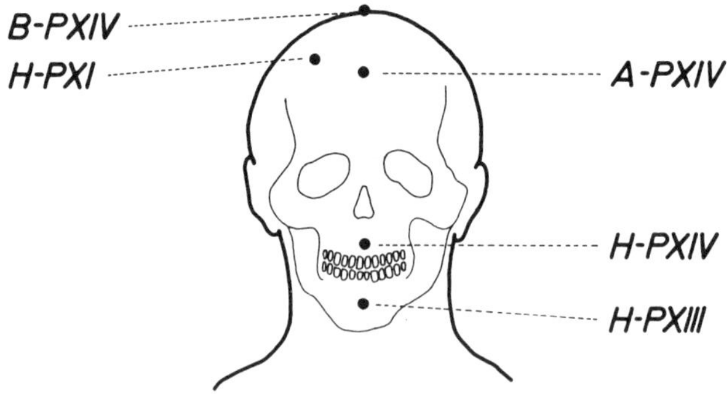

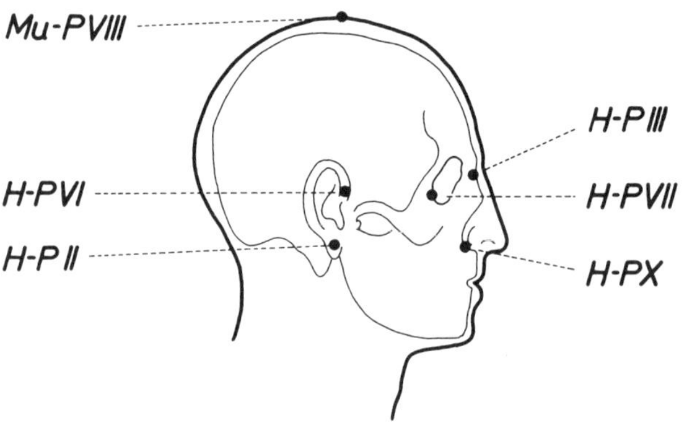

Die Abbildung XV zeigt noch einmal auf einen Blick alle Kopf-Punkte.

Name und Nummer eines Meridians, seiner Harmonisierungs-, Anregungs-, Beruhigungs-, Alarm- und Spezialpunkte, sind das Gerüst erfolgreicher Selbstbehandlung. Dabei ist zu bedenken, daß die Leitlinien übergreifende Ordnungsvorstellungen repräsentieren. Ein Beispiel: Der Herz-Meridian (I) ist nicht nur zuständig für den Hohlmuskel. Er hat vielmehr auch sehr weitgehende Wirkungen auf das seelische Erleben und die unbewußten Nervenfunktionen, die auf das Herz rückwirken. Mit allen anderen Hauptmeridianen ist es ähnlich. Näheres darüber in den Kapiteln 4 und 7.

Hauptwirkungen der Meridiane:

Herz (I): Herz, Psyche.

Dünndarm (II): Alle Schleimhäute; Krampflösung glatter Muskulatur.

Blase (III): Alle Ausscheidungsfunktionen des Körpers.

Niere (IV): Niere, Kreislauf.

Meister des Herzens (V): Sexualität, Kreislauf.

Dreifacher Erwärmer (VI): Atmung, Verdauung, Ausscheidung.

Gallenblase (VII): Psyche, Gallenblase, Krampflösung.

Leber (VIII): Leber, Stoffwechsel, Rekonvaleszenz.

Lunge (IX): Lunge, Bronchien, Mundhöhle.

Dickdarm (X): Verdauung, Unter- und Übergewicht.

Magen (XI): Harmonisierung aller Psycho-Vorgänge, Magen.

Milz (XII): Milz, Bauchspeicheldrüse, Blutbild, Bindegewebe.

Konzeption (XIII): Alarmpunkte, Sexualität.

Gouverneur (XIV): Zähne, Verstimmungen, Schmerzen.

4 Technik der Akupunktur

Die Akupunktur erfordert, wie jede andere medizinische Methode auch, die Beachtung bestimmter technischer Regeln, um den Erfolg zu sichern und Mißerfolge und Komplikationen auszuschließen. Wer sich über die bewährten Regeln hinwegsetzt, der nimmt ein vermeidbares Risiko in Kauf. Auch der erfahrene Akupunkteur meidet kühne Experimente. Neue Erkenntnisse der Akupunktur sind immer auf dem gleichen Wege gefunden worden: Durch tastende, sehr rücksichtsvolle Untersuchungen, die stets das Leitwort bedachten: »Das Wohl des Patienten ist oberstes Gesetz.« Im Zweifelsfall muß jede Akupunktur unterbrochen oder beendet werden, wenn die Gefahr eines Schadens sich abzeichnet.

Die Stellung der Diagnose

Die alten chinesischen Akupunkteure stellten die Diagnose fast ausschließlich mit Hilfe des Pulsfühlens. Zu ihren Zeiten gab es kaum zuverlässige Untersuchungsmethoden, wie sie heute zur Verfügung stehen: Röntgen, Elektrokardiogramme, Teste usw. Es hieße den Fortschritt zu leugnen, wenn man sich dieser wichtigen Neuerungen nicht bedienen würde. Akupunktur-Therapie darf und soll deshalb gründen auf den Diagnosen, die mit modernen Untersuchungsmethoden gesichert wurden. Dazu ist ärztliche Hilfe unerläßlich. Das Gesetz verpflichtet jeden Arzt, seinem Patienten die volle Wahrheit zu sagen (»Aufklärungspflicht«). Der Kranke – was immer ihm fehlen mag – hat deshalb auch ein Recht, die vollständige Diagnose zu erfahren.

Übersicht über die Alarmpunkte

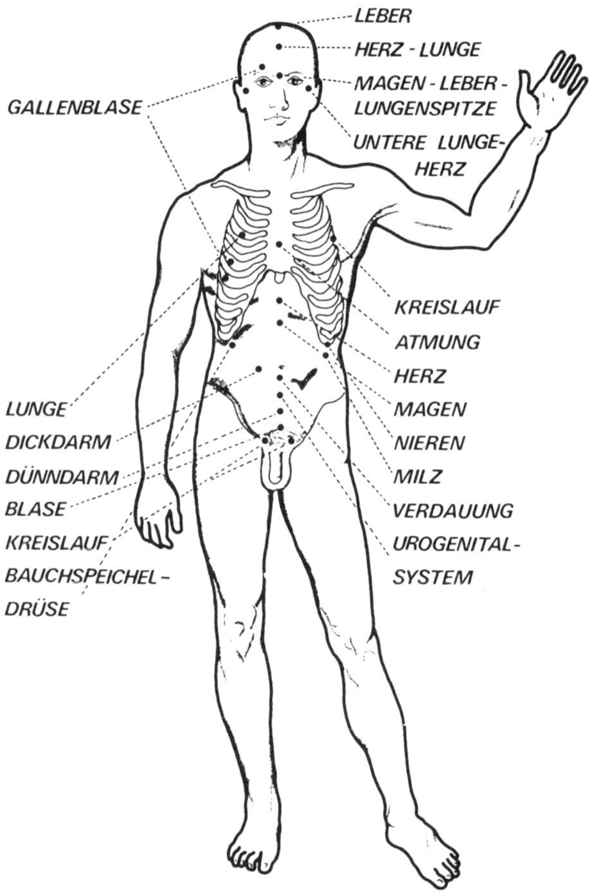

Ein zweiter Weg zur Diagnose ist die Beachtung der Alarm (»Mu«)-Punkte, wie sie die Abbildung S. 66 zeigt. Sind die Punkte bei Fingerdruck schmerzhaft, so liegt der Verdacht auf eine Erkrankung oder eine Funktionsstörung sehr nahe. Ein Beispiel: Druckschmerzhaftigkeit des Mu-P XI (Magen), der fünf Querfinger oberhalb des Nabels in der Mittellinie liegt, weist auf Magen- und Zwölffingerdarmerkrankung hin. Bei anhaltenden Beschwerden, die sieben Tage überschreiten, muß dann durch weitere Untersuchungen (z. B. Magenröntgen) die genaue Diagnose gestellt werden.
Der dritte Weg zur Diagnose ist der einfachste. Bestimmte Erkrankungen, Funktionsstörungen und Mißempfindungen lassen sich überhaupt nicht falsch bewerten. Dazu zählen z. B. Zahnschmerzen, äußere Verletzungen oder die verbreiteten seelischen Befindlichkeitsstörungen (Traurigkeit, Angst, Unruhe).
Als feste Akupunkturregel gilt: Keine Akupunktur ohne Diagnose!

Die Beachtung der Gegenanzeigen (Kontraindikationen)

Akupunktur ist kein Wundermittel gegen alle Krankheiten (wenn das so wäre, müßten alle Krankheiten längst ausgestorben sein!). Akupunktur ist ein verläßliches Heilverfahren für zahlreiche Funktionsstörungen und viele Arten des Schmerzes. Akupunktur ist, so heißt es auf einem zeitgenössischen chinesischen Plakat, »einfach und wirtschaftlich, sicher und zuverlässig, leicht erlernbar und leicht anzuwenden« – vorausgesetzt, auch die Gegenanzeigen werden beachtet. Unter diesem Begriff, die Ärzte sprechen von »Kontraindikationen«, versteht man den Grund, ein bestimmtes Mittel oder ein Verfahren nicht anzuwenden. Auch die Akupunktur hat Kontraindikationen. Nadel-Akupunktur sollte nicht bei Kindern unter zwölf Jahren angewandt werden. Bei ihnen hilft Akupressur. Die Entdeckung, daß Fingerdruck der Punkte wirksam ist, verdanken wir dieser Kontraindikation (siehe Kapitel 5). Akupunktur ist ferner bei Schwangeren nur sehr vorsichtig und begrenzt einzusetzen. Im allgemeinen gilt, daß Schwangerschaft eine Kontraindikation der Akupunktur darstellt. Nach Röntgenbestrahlungen – nicht Röntgenuntersuchungen! – sollte eine akupunkturfreie Zeit von sechs Monaten eingehalten werden, nach einer intensiven Kneipp- oder Bäderkur sechs Wochen.

Verschiedene Möglichkeiten der Punkt-Beeinflussung

Im allgemeinen denkt man bei dem Wort Akupunktur an Nadelung. Doch diese Verallgemeinerung ist nicht richtig. Die Akupunktur-Punkte lassen sich auf vielerlei Arten beeinflussen; Nadelung ist nur eine der möglichen Varianten. Gleichberechtigt mit der Nadelung ist die Akupressur, der Fingerdruck. Auf diese Methode wird ausführlich im Kapitel 5 eingegangen. In Europa noch nahezu unbekannt ist die »Moxa«-Therapie, eine Heilbehandlung mit brennenden Kräutern. Sie wird in Kapitel 6 geschildert, ebenso wie andere chinesische Methoden, deren Bedeutung bisher unterschätzt werden.

An dieser Stelle muß hingewiesen werden auf eine vierte Methode der Punkt-Beeinflussung, die durch ihre Einfachheit und Nebenwirkungsfreiheit überzeugt. Es handelt sich um die »Folien«-Therapie. Dabei wird eine pfenniggroße Silber-, Stahl- oder Goldfolie auf den Punkt gelegt, der beeinflußt werden soll. Mit Heftpflaster wird die Folie fixiert. Die Wirkung tritt nicht so rasch ein wie bei der Nadelung oder der Akupressur. Im allgemeinen muß mit dem zehnfachen Zeitaufwand gerechnet werden. Die Erfolge sind jedoch sehr beeindruckend.

Arten der Akupunktur-Nadeln

Zur Selbstbehandlung sollte man sechs unterschiedliche Nadeln verwenden:
2 Goldnadeln (groß und klein)
2 Silbernadeln (groß und klein)
2 Stahlnadeln (groß und klein).
Die »großen« Nadeln haben eine Länge von 30 bis 33 Millimetern, die »kleinen« messen 20 bis 22 Millimeter. Am Kopf ist ein aus Metall geformter Griff. Zur Herstellung dieser Nadeln werden Hartgold, Edelstahl und Hartsilberlegierungen verwendet. Aus diesem Grund verformen sich die Nadeln durch den bei Akupunktur üblichen Druck nicht. Spezialisten der Akupunktur verwenden weitere Nadeln, die jedoch zur Selbstakupunktur völlig entbehrlich sind. Es handelt sich dabei um Varianten der Grundausrüstung. Chinesische und europäische Erfahrungen beweisen, daß die sechs Nadeln – 2 Gold, 2 Silber, 2 Stahl (Abb. S. 72) – jeden gewünschten

Akupunktur-Punkt bestens erreichen. Die Grundausstattung ist im Fachhandel erhältlich.*

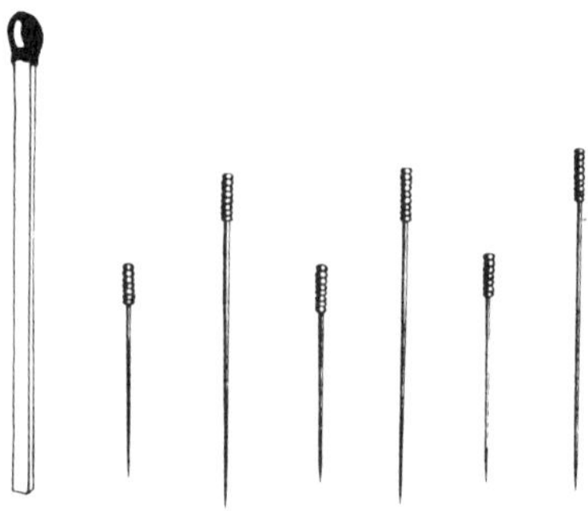

Aufbewahrung und Keimfreihaltung der Nadeln

Die Nadeln können gemeinsam gelagert werden. Es ist nicht erforderlich, sie nach Metallarten zu trennen. Im Fachhandel gibt es Schutzhülsen für alle Arten der Nadeln.
Die Keimfreimachung (»Sterilisation«) ist ein wichtiges Problem. Zwar ist die Übertragung von Krankheitskeimen, den Bakterien und Viren, durch Akupunkturnadeln ein sehr seltenes Ereignis. Man darf sich jedoch nicht darauf verlassen, daß die Edelmetalle von sich aus bereits vollständig keimtötend wirken. Vielmehr muß jede Nadel nach Gebrauch keimfrei gemacht werden.

* Ich empfehle den »Akupunktur-Service«, 84175 Gerzen, Postfach 80, Tel. 08744/1037. Die Grundausstattung – insgesamt 6 Nadeln – kann auf dem Postweg bezogen werden.

Dies geschieht, indem sie zehn Minuten in kochendes Wasser gelegt wird. Die sichere Vernichtung bestimmter Viren ist dagegen nur möglich, wenn die Sterilisation im Heißluftbad (180 °C, 3 atü) erfolgt. Um sich vor der Übertragung von Krankheiten zu schützen, empfiehlt es sich, im Rahmen der Selbstbehandlung die gleichen Nadeln stets nur bei demselben Patienten anzuwenden. Selbstverständlich werden die Nadeln niemals in Hautstellen gestochen, die eine Infektion oder Erkrankung zeigen. An diesen Punkten ist eine Beeinflussung des Meridians oder Organsystems von vornherein wenig erfolgversprechend.

Das Training des Nadelstichs

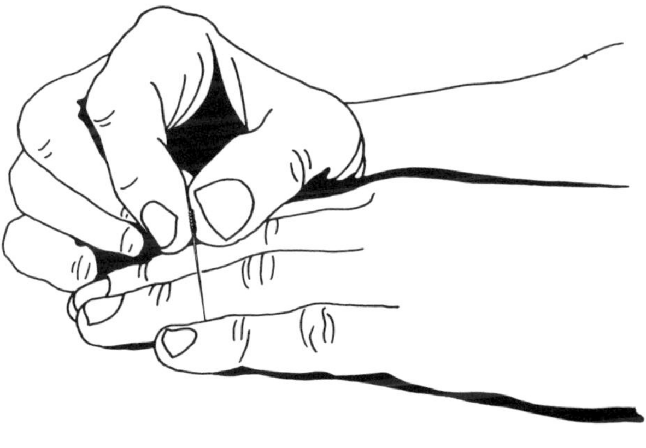

Es ist empfehlenswert, sich mit den Nadeln, ihrer Haltung (Abb. oben) und ihren Besonderheiten vertraut zu machen, bevor man sie anwendet. In China übten die alten

HAND-PUNKTE

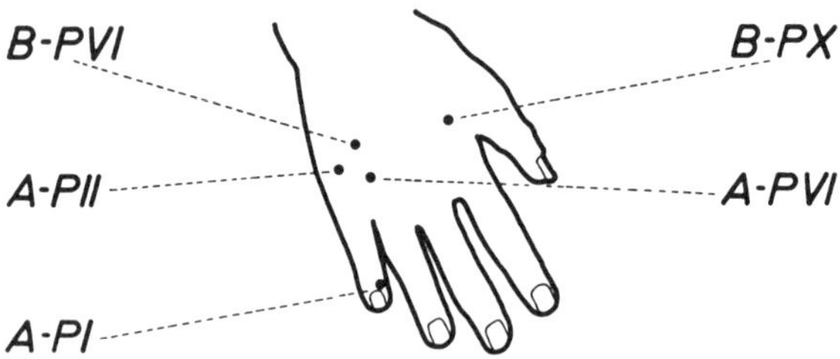

RECHTE HAND AUSSEN

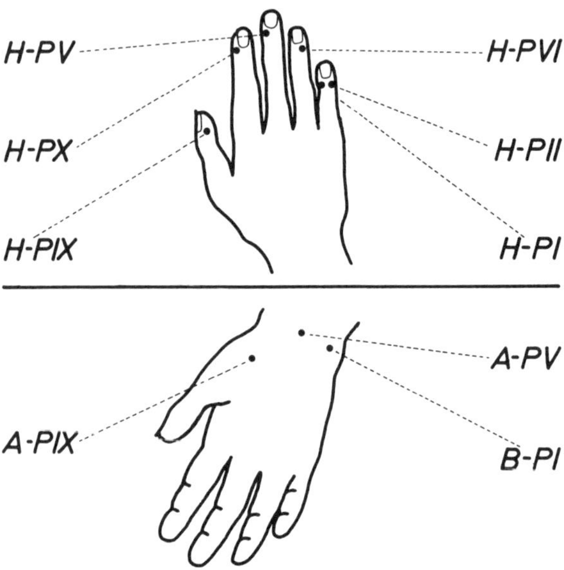

RECHTE HAND INNEN

Akupunkteure an Wachspuppen, die auch in Europa weite Verbreitung fanden. Um ein Gefühl für die unterschiedlichen Nadeln zu bekommen, ist es nützlich, eine mit Faden umwickelte Wattekugel in die linke Hand zu nehmen und mit der rechten Hand das Einstechen zu üben. An den Harmonisierungspunkten der einzelnen Meridiane (H-P) kann dann ein erster Versuch zur Selbstbehandlung vorgenommen werden. H-P eignen sich dafür vorzüglich, insbesondere jene, die an den Enden der Extremitäten liegen (siehe Abbildung Seite 72 und 76). Die Wirkung besteht in jedem Fall in einem erfreulichen Ausgleich der Organfunktionen.

Äußere Bedingungen und Körperhaltung bei der Akupunktur

Behandlungserfolge der Akupunktur sind an gewisse örtliche Bedingungen geknüpft. Funktionsstörungen der Organe und Schmerzen lassen sich nicht im Vorübergehen behandeln. Es ist nicht ausreichend, den Punkt zu beeinflussen. Vielmehr muß der ganze Mensch im Mittelpunkt der Behandlung stehen. Auf diese ganzheitlichen Bezüge hat die chinesische Medizin seit jeher großen Wert gelegt. Moderne wissenschaftliche Untersuchungen beweisen, daß diese Sicht der Dinge richtig ist. Krankheit ist kein isoliertes Geschehen. Immer ist der Gesamtorganismus betroffen.
Die Umschaltung der Nerven – sei es von Aktivität auf Ruhe oder von Unterfunktion auf Leistung – gelingt desto eher, je mehr der äußere Rahmen dem kranken

FUSS-PUNKTE

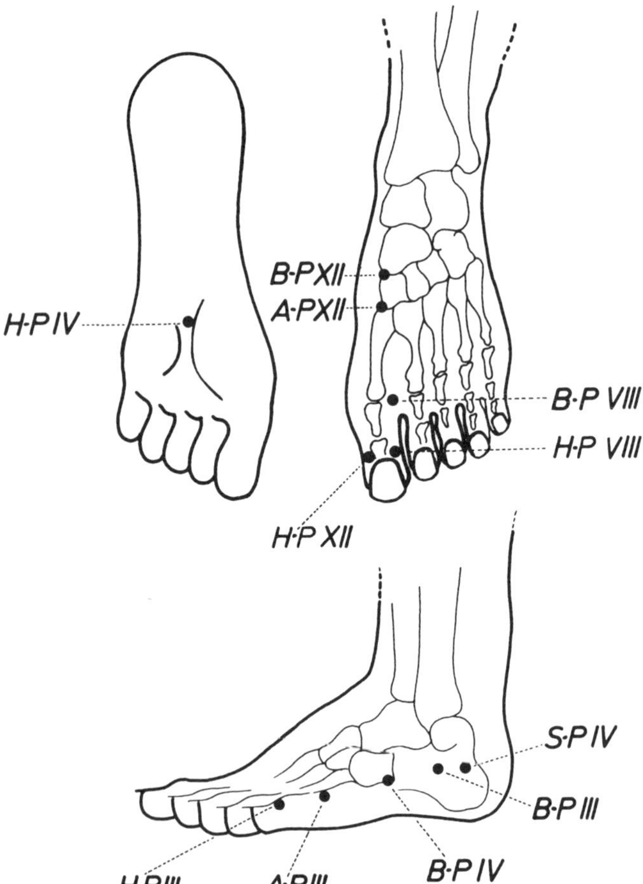
H-P IV
B-P XII
A-P XII
B-P VIII
H-P VIII
H-P XII
S-P IV
B-P III
H-P III
A-P III
B-P IV

Menschen Raum zur Entfaltung gibt. Das Zimmer, in dem akupunktiert wird, muß deshalb ruhig gelegen sein. Es sollte angenehm warm und gut gelüftet gehalten werden. Während der Behandlung ist dafür zu sorgen, daß keine unerwünschten Störungen auftreten. Klingel und Telefon sollten für die Zeit der Therapie außer Betrieb gesetzt werden.

Vor der Behandlung sind die Hände gründlich zu waschen. Das gleiche gilt für das Hautareal, dessen Punkte beeinflußt werden sollen. Amerikanische Akupunkteure empfehlen die Desinfektion der Region mittels Alkoholtupfern. Das wird in China für überflüssig erachtet. Der theoretische Sinn der örtlichen Desinfektion ist zwar einsichtig, doch kann die Infektionsgefahr bei richtiger Aufbewahrung der Nadeln als so minimal betrachtet werden, daß die Alkoholtupfer-Desinfektion durchaus entbehrlich ist.

Die Körperhaltung bei der Akupunktur soll möglichst entspannt sein. Es ist deshalb dafür zu sorgen, daß der punktierte Körperteil auf einer festen Unterlage ruht und während der Beeinflussung nicht verschoben wird. Jede Anspannung der Muskulatur im Bereich des Punktes muß vermieden werden. Die Hand, die die Nadel führt, sollte man am Ellenbogen abstützen können, um die Präzision der Beeinflussung zu erhöhen.

Im Gegensatz zu alten Auffassungen ist die Tageszeit für den Erfolg einer Akupunkturbehandlung ohne Bedeutung. Früher hatte man angenommen, daß jeder Meridian eine bestimmte »Anregungs-« und »Beruhigungsstunde« habe. Diese Vermutung ist widerlegt. Die

Punkte sind weder von der Tageszeit, noch von dem Stand der Gestirne, von keinem »Orakelknochen« und natürlich auch nicht von der Nationalität abhängig. Alle diese Auffassungen, die sich zum Teil leider noch halten, sind Ausfluß eines mythischen, vorwissenschaftlichen Weltbildes, das die Akupunktur mehr gehemmt als gefördert hat.

Einzelheiten der Nadelung

Es ist bereits darauf hingewiesen worden, daß die unterschiedlichen Metalle unterschiedliche Wirkungen entfalten. Die Differenz zwischen Gold-, Silber- und Stahlnadeln erklärt sich jedoch in erster Linie aus den unterschiedlichen Stichstellen. Der Siegeszug der Akupressur, die auf Nadelung verzichtet, beweist, daß dem Metall nur sekundäre Bedeutung zukommt. Viel wichtiger ist es, den gewünschten und erforderlicnen Punkt richtig zu treffen und ihn dadurch zu beeinflussen. Wenn man jedoch Nadeln verwendet, dann sollte man die Regeln ihrer Anwendung auch gewissenhaft beachten. Grundsätzlich gilt, daß Harmonisierungspunkte am Beginn und am Ende eines Meridians mit Stahlnadeln, Anregungspunkte mit Goldnadeln, Beruhigungspunkte mit Silbernadeln zu stechen sind. Alarm- oder Mu-Punkte reagieren auf jede Art Metall in gleicher Weise (am besten jedoch auf Akupressur). Bei Spezialpunkten gibt es jeweils unterschiedliche Reaktionslagen.
Von entscheidender Wichtigkeit ist die Stichtiefe. Am besten bewährt hat sich die oberflächliche, aber präzise

Nadelung. Bis zwei Millimeter Einstichtiefe werden die Punkte optimal beeinflußt. Acht Millimeter sollten unter keinen Umständen überschritten werden. Nur bei der Akupunktur-Narkose kann es erforderlich sein, Nadeln mehrere Zentimeter tief einzuführen, zum Beispiel bei Herzoperationen. Aber das ist Sache der Spezialisten! Nadelungen, die über zwei Millimeter hinausgehen, verbessern das Ergebnis nicht. Im Gegenteil: Immer wieder muß man beobachten, daß die angestrebte Wirkung durch eine zu heftige Aktion in Frage gestellt wird.

Eine sehr beachtenswerte Variante der Nadelung ist die Einstichrichtung. Senkrecht zur Haut, also in einem Winkel von 90°, werden die Punkte gestochen, die an Händen und Füßen liegen. Im Bereich des Gesichtes, des Kopfes und des Halses werden alle Nadeln grundsätzlich von der Seite, und zwar in einem Winkel von 12 bis 15° gestochen. Die restlichen Akupunkturstellen nadelt man in einem Winkel von 45°. Eine Übersicht über die Stichrichtungen zeigt die Abb. Seite 80.

Nachdem man den Akupunktur-Punkt genau festgestellt hat, ist es erforderlich, ihn bis zum Einstich so ruhig zu halten, daß nicht daneben gestochen wird. Erfahrungsgemäß ist eine seitliche Abweichung von den Meridianen erfolgsmindernder als eine Abweichung in Richtung des Meridians. Im Zweifelsfall sollte man sich über die Richtung der Leitlinie auf den beigefügten Abbildungen noch einmal kurz orientieren.

Der Einstich selbst soll keinen starken Schmerz hervorrufen. Er darf auf keinen Fall in Gebieten vorgenommen

AKUPUNKTUR-WINKEL

GESICHT : 12°– 15°

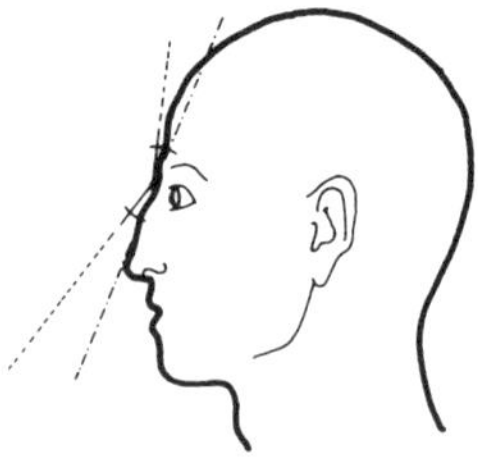

KÖRPER : 45°

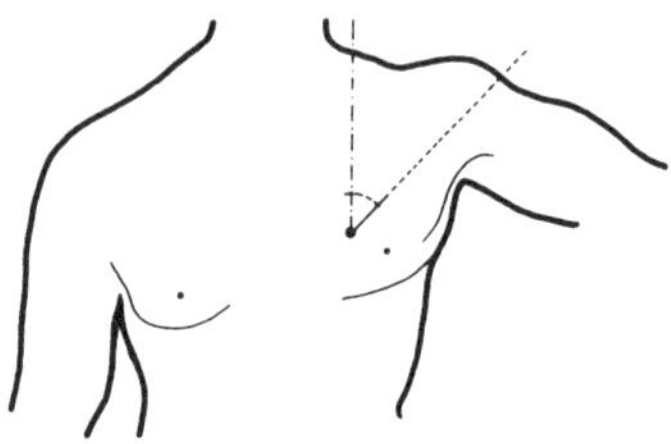

EXTREMITÄTEN : 90°

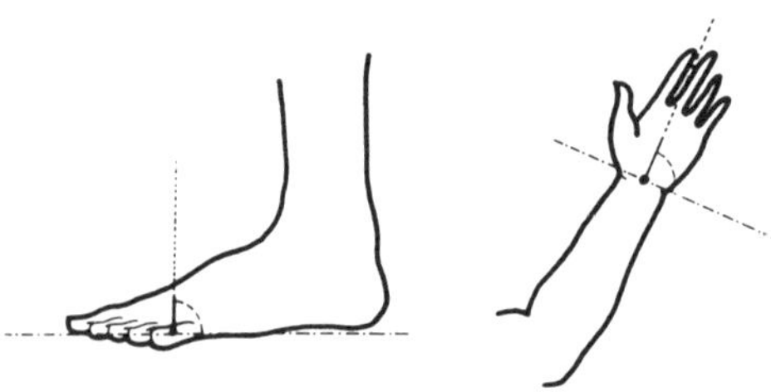

werden, in denen Blutgefäße oder Sehnen sichtbar sind. An diesen Stellen liegt niemals ein Akupunkturpunkt. Die Nadelung selbst ruft keine Blutung hervor, sofern die wünschenswerte Stichtiefe (siehe oben) korrekt eingehalten wird.
Die Dauer der Nadelung ist unterschiedlich. Sie reicht von zehn Sekunden bis zu zwei Minuten. Am kürzesten werden Anregungspunkte (A-P) genadelt. Hier haben zehn Sekunden den besten Erfolg. Harmonisierungspunkte (H-P) sollte man etwa doppelt solange beeinflussen. Beruhigungspunkte (B-P) müssen je nach dem Grad der Funktionsstörung zwischen zehn und dreißig Sekunden beeinflußt werden, wobei die Beruhigung bereits nach 5 Sekunden einsetzt. Alarm- oder Mu-Punkte reagieren unterschiedlich. Akupressur (siehe später) erreicht gute Erste-Hilfe-Erfolge je nach Druckstärke bereits nach fünfzehn Sekunden (»Sekundenheilung«). Die längste Beeinflussungsdauer erfordern die Spezialpunkte (S-P). In Einzelfällen muß mit zwei Minuten gerechnet werden.
Zur Schmerzbefreiung und zur Regulierung von Funktionsstörungen reicht es in der Regel aus, die Nadel für die angegebene Dauer ruhig im Punkt liegen zu lassen. Bei hartnäckigen Beschwerden haben sich jedoch zwei »Tricks« bewährt. Die Beeinflussung des Punktes wird verstärkt, wenn man die Nadel vorsichtig dreht. Die Drehrichtung ist beliebig, jedoch sollte sie mindestens eine totale Umdrehung erfassen. Der zweite »Trick« ist das »Vogelpicken«: Dabei wird die Nadel rasch auf und ab bewegt, darf jedoch die Haut dabei nicht

verlassen und nicht tiefer als angegeben eindringen. Drehung und Vogelpicken sind immer dann angebracht, wenn eine besonders nachhaltige Beeinflussung gewünscht wird. Man sollte es sich nicht zur Regel machen!

Die Dauer der Behandlung

Im allgemeinen wirkt Akupunktur bei einmaliger Anwendung, vor allem bei der Schmerzstillung. Bei länger bestehenden Funktionsstörungen kann jedoch eine Wiederholung der Behandlung in kürzeren oder längeren Zeitabständen erforderlich werden. Als Regel gilt, daß ein Kranker nur im Abstand von sechs Stunden, jedoch nicht mehr als zweimal täglich genadelt werden sollte. Auch bei chronischen Schmerz- und Krankheitserscheinungen ist nach drei Wochen die Akupunkturbehandlung zu beenden. Die Pause muß dann etwa drei Wochen betragen. Während dieser Zeit ist die Diagnose durch herkömmliche medizinische Untersuchungen erneut zu überprüfen und gegebenenfalls eine schulmedizinische Behandlung einzuleiten.

Nadelentfernung und Komplikationen

Das Entfernen der Nadel hat zügig zu erfolgen. Es ist schmerzfrei. Die Einstichstelle wird für die Dauer von dreißig Sekunden mit einem sterilen Wattetupfer abgedrückt. Weitere Maßnahmen sind nicht erforderlich. Komplikationen während der Behandlung sind äußerst

selten. Wenn die angegebenen Regeln korrekt eingehalten werden, gibt es überhaupt keine Zwischenfälle ernsterer Natur. Gelegentlich spüren empfindliche Patienten beim Einstich einen stärkeren Schmerz, der in Richtung des Meridians ausstrahlen kann. Das ist harmlos. Die Nadel sollte trotzdem unverzüglich entfernt werden. Bevor an gleicher Stelle eine neue Nadel gesetzt wird, müssen zwei Minuten vergangen sein.
Vorübergehende Kreislaufstörungen während der Nadelung lassen sich beherrschen durch Akupressur des Punktes A-P. I: Dieser Anregungspunkt liegt zwei Millimeter seitlich und herzwärts an der Daumenseite des Nagels des kleinen Fingers. Drückt man ihn mit dem Fingernagel, so stellt sich das Gleichgewicht des Kreislaufs sofort wieder her.

5
Die Akupressur – der neue Weg zur Schmerzfreiheit

Die Suche nach wirkungsvollen Methoden der Schmerzbekämpfung ist so alt wie die Menschheit. Jede Kultur hat ihren Beitrag geleistet. Primitive Völker gewannen schmerzstillende Drogen aus seltenen Pflanzen und destilliertem Alkohol. Die Neuzeit brachte moderne Medikamente, fabriziert in den Großlaboratorien der pharmazeutischen Industrie. Chirurgen gehen den schweren Schmerz mit dem Messer an, Fachärzte für Nervenleiden umspritzen die Leitungsträger mit betäubenden Arzneien. Die therapeutischen Möglichkeiten scheinen schier unbegrenzt. Und dennoch: Es bleibt Bedarf für eine sicher wirkende, zuverlässige Methode der Schmerzbekämpfung, die frei ist von Nebenwirkungen, die überall und unter jeden Bedingungen angewandt werden kann, die keine hochspezialisierte Ausbildung erfordert und möglichst wenig oder keine Kosten verursacht. Diese Methode ist die Akupressur.
Der Druck des Fingers auf bestimmte Hautpunkte (»acus« lat. = Punkt; »pressare« lat. = drücken), die Akupressur, hat seit kurzer Zeit ihren Siegeszug um die Welt angetreten. Wie die Akupunktur stammt sie aus China. Dort wurde sie, als Weiterentwicklung der Akupunktur, von erfahrenen Therapeuten entwickelt und mittlerweile allen Chinesen zur Verfügung gestellt. Plakate (siehe Bildteil Foto 1) informieren über Einzelheiten der Akupressur; in den Schulen gehört die Unterrichtung über die wichtigsten Akupressurstellen zum Lehrstoff.
Die Entdeckung der Akupressur gründet sich auf drei Erfahrungen. Seit langem war bekannt, daß bei Kindern

die Nadelung der Akupunkturstellen entbehrlich ist. Die Punkte wurden vielmehr nur leicht geklopft. Der erwünschte Effekt trat trotzdem ein. Zweitens erwies sich, daß die Akupunkturstellen durch zahlreiche Methoden der Beeinflussung – so das Heilkräuterbrennen (»Moxa«), die Folienbehandlung und die Nadelung – zur Wirkung gebracht werden können. Drittens schließlich hat die Akupressur eine lange Tradition in der Volksmedizin. Schmerzende Punkte werden seit altersher durch Druck von außen behandelt. Das nennt man »locus-dolendi«-Therapie (von lat. »locus« = Ort; »dolendi« = des Schmerzes). Ganz ohne jede medizinische Vorbildung drücken beispielsweise Kinder bestimmte Punkte in der Nähe schmerzender Verletzungen. Selbst der griechische Ärztevater Hippokrates, dessen Eid die Ärzte noch heute schwören, hat die Methode zur Schmerzlinderung empfohlen.
Akupressur ist freilich mehr als »locus-dolendi«-Therapie. Sie stützt sich auf die bei der Akupunktur gewonnenen Erfahrungen und verwertet Meridiane und Punkte. Die Erfolge der Akupressur gehen deshalb über die bisher bekannten Schmerzlinderungs-Verfahren durch Druck hinaus. Akupressur setzt die Kenntnis bestimmter Heil-Punkte voraus. Bei sachgerechter Beeinflussung dieser Punkte bessern sich Schmerzen und Beschwerden in kurzer Zeit. Wunder sind das trotzdem nicht. Die Akupressur ist ein biologisch wirksames Verfahren wie andere Methoden der Medizin auch. Akupressur hat deshalb natürlich Regeln, Heilanzeigen und Kontraindikationen. Diese gilt es zu beachten, wenn

die Methode wirken soll. Die Grenzen des Verfahrens sind dabei immer im Auge zu behalten. Akupressur kann die bewährten Verfahren der Schulmedizin wie z. B. Operationen und Arzneitherapie weder ersetzen noch verdrängen. Finger-Akupressur ist ein bewährtes Mittel zur Linderung von funktionellen Beschwerden und von Schmerzen – nicht mehr, aber auch nicht weniger.

Die Technik der Akupressur

Von entscheidender Wichtigkeit ist es, den Punkt exakt zu treffen. Das gelingt immer, wenn man die anatomischen Beschreibungen korrekt beachtet. Akupressur-Punkte sind mit den bekannten Akupunktur-Punkten zumeist identisch. Es gibt jedoch eine ganze Reihe von Punkten, deren Bedeutung erst in der letzten Zeit erkannt worden ist. Sie werden gesondert aufgeführt und den Beschwerden und Krankheitszuständen in Beziehung gesetzt, die sie lindern.
Bei der Beeinflussung der Punkte durch Akupressur unterscheidet man drei Arten:

○ Die leichte kreisende Massage des Punktes
○ Eine mittelstarke Massage
○ Die starke Pressung

Die drei unterschiedlichen Arten der Beeinflussung sind jeweils bei unterschiedlichen Krankheitszuständen angezeigt.
Die leichte, kreisende Massage sollte angewendet werden bei:

○ Akuten Schmerzen
○ Gewebsschwellungen
○ Muskelschwäche
○ Erst-Behandlung.

Liegen Komplikationen vor – dazu rechnen zum Beispiel hoher Blutdruck, Zustand nach Operationen, ernste organische Leiden – sollte grundsätzlich nur leicht und kreisend massiert werden. Die mittelstarke Massage ist der Regelfall. Dabei richtet sich die Intensität der Behandlung nach dem Alter und Allgemeinzustand des Patienten, seinen Beschwerden und ihrer Dauer. Grundsätzlich gilt, daß die Anwendung der mittelstarken Beeinflussung angezeigt ist:
○ Beim Fehlen aller organischen Komplikationen
○ Im Falle chronischer Beschwerden
○ Bei gutem Allgemeinbefinden.

Die starke Pressung, die dritte und letzte Möglichkeit der Akupressur, bleibt Einzelfällen vorbehalten. Sie ist angezeigt, sofern Schmerzzustände kombiniert sind mit robuster Gesundheit. Die leichte und die mittelstarke Massage wird nach dem gleichen Prinzip durchgeführt. Nach Aufsuchen des Punktes wird der Daumen oder Zeigefinger dem Hautbezirk aufgelegt. Dann beginnt eine Rotation, die zwei bis drei Kreise pro Sekunde umfaßt. Dabei wird jedoch lediglich die Haut gegenüber der Unterlage (Muskulatur, Knochen) rotierend verschoben. Der massierende Finger bleibt stets an dem einmal eingenommenen Punkt. Auf diese Weise ist gesichert, daß der Akupressur-Punkt gleichmäßig beeinflußt wird. Das ist eine wichtige Voraussetzung des Wirkungseintritts. Die meisten Akupressur-Punkte sind auf beiden Körperhälften (bilateral) vorhanden. Es hat sich bewährt, sie gleichzeitig und gleichmäßig zu beeinflussen. Ausnahmen bestätigen diese Regel. Sie werden noch erläutert.

Die Dauer der Akupressur richtet sich nach dem Beschwerdegrad, dem behandelten Punkt und der Faustregel, daß Akupressur zur Erzielung der Wirkung etwa die zehnfache Zeit beansprucht wie die Nadelung. Die Pressur sollte also zwischen ein und fünf Minuten dauern. Es kommt vor, daß die Wirkung schon nach 20 Sekunden eintritt. In der Regel dauert es jedoch zwei bis drei Minuten.

Die erwünschte Wirkung wird desto rascher eintreten, je günstiger die Umstände der Behandlung geregelt sind. In einem angenehm warmen, aber ausreichend belüfteten Raum sollte die Akupressur in voller Ruhe vorgenommen werden. Störungen durch Klingel, Telefon und Besucher müssen vermieden werden. Je nach der Lage des Punktes muß dafür gesorgt sein, daß der betreffende Körperteil stabil gelagert ist. Es muß also die Möglichkeit gegeben sein, sich auf einer Liege auszustrecken, in einem bequemen Stuhl zu entspannen oder die Beine hochzulegen – je nachdem, welche Beeinflussung notwendig ist.

Selbstverständlich sollten die Hände – sie sind die Instrumente! – sauber gewaschen und möglichst warm und gut durchblutet sein. Fingernägel dürfen die Kuppen der Endglieder nicht überragen, da sonst mit Verletzungen gerechnet werden muß. Es hat sich auch als sehr nachteilig erwiesen, eine Akupressur kurz nach einer Mahlzeit vorzunehmen. Der Bauch sollte leer sein!

Gegenanzeigen der Akupressur (Kontraindikationen)

Sie sind rasch genannt. Schwangere Frauen sollten nicht behandelt werden. Das gleiche gilt von Patienten, die an einer ernsten organischen Herz- oder Kreislaufkrankheit leiden. Liegt ein Leiden vor, das sich nur durch schulmedizinische Behandlung (Operation, Arzneitherapie) beeinflussen läßt, so kann Akupressur zusätzlich angewendet werden. In allen Fällen ist darauf zu achten, daß Punkte, über denen die Haut örtlich erkrankt ist (Flechte, Eiterung, Verletzung), nicht massiert werden dürfen. Schließlich ist jede Akupressur abzubrechen, sofern während der Behandlung eine Verschlimmerung des Zustandes eintritt. Das ist jedoch bei Beachtung der Regeln nur extrem selten der Fall.

Akupressur der Augenregion

An diesem Beispiel sollen Möglichkeiten und Grenzen der Akupressur erörtert werden. Seit langem ist bekannt, daß Akupressur der Augenregion nicht nur günstige Wirkungen auf die Augen, sondern auch auf das Gesamtbefinden hat. Kopfschmerzen, Müdigkeit, Antriebsschwäche, Verstimmungen, Beschwerden im Bereich der Nase und ihrer Nebenhöhlen lassen sich durch diese Art der Akupressur rasch und anhaltend beseitigen.

Aus diesen Gründen wird in China besonderer Wert darauf gelegt, daß Augen-Akupressur Allgemeingut wird. In Millionen-Auflage erläutern Plakate (Foto 1) und Schallplatten, die den Rhythmus der Akupressur betonen, Einzelheiten des Vorgehens.

Das Plakat – weiße Schrift auf grünem Grund – hat die Überschrift: »Lehrbilder für die Übungen der Augengesundheitspflege«.

Der einführende Text lautet – wörtlich übersetzt – so:

»Achte auf folgende Dinge:

1. Die Übung muß mit geschlossenen Augen und dem Tempo der Schallplatte folgend, gemacht werden.
2. Die Fingernägel sind stets kurz zu schneiden und die Hände sind sauberzuhalten.
3. Die Akupressurstelle muß die richtige sein; die Fertigkeit der Hände muß leicht und ohne Hast sein; wenn die jeweilige Akupressurstelle ein schmerzendes Gefühl erzeugt, dann muß gestoppt werden. Nicht übermäßig Kraft anwenden, ein Drücken auf den Augapfel vermeiden.
5. Gewöhnlich kann man die Übung täglich zweimal machen, am Vormittag und am Nachmittag; man muß ausdauernd und regelmäßig üben.
5. Zur gleichen Zeit, in der man die Gesundheitspflege der Augen macht, soll man noch auf die Hygiene der Augen achten.«

Dem einleitenden Text folgen vier Abschnitte, die jeweils das Verständnis der graphischen Abbildungen erleichtern. Der erste Abschnitt – linkes oberes Bild (Foto 2) – heißt, wörtlich übersetzt:

»Erster Abschnitt – Massiere den tian-ying-Punkt. Schließe die Augen, setze dich bequem hin, drücke mit den Flächen der Fingerkuppen des linken und rechten Daumens die erhöhten Stellen der Augenhöhlen an der linken und rechten Augenbraue rauf und runter. Die anderen vier Finger lege einzeln in gekrümmter Form an die Stirn, sie unterstützen die Akupressur. Die Stelle des leichten Drückens und Massierens muß nicht groß sein. Zahl 8 x 8.«

Ebenso detailliert ist die Anleitung zur Akupressur der nächsten Punkte im Bereich der Augen, die auf dem rechten oberen Bild angegeben sind (Foto 3).

Der wörtliche Text lautet:

»Zweiter Abschnitt – Festes Pressen und leichtes Drükken des ying-ming-Punktes.

Presse mit dem Daumen und dem Zeigefinger der linken oder rechten Hand die Nasenwurzel; drücke zuerst leicht nach unten, presse danach fest nach oben; einmal leicht drücken und einmal fest pressen ergibt einen Takt. Zahl 8 x 8.«

Zur Erzielung der Wirkung werden insgesamt bei jeder Akupressur jeweils 64 (= 8 x 8) Punktmassagen für notwendig und ausreichend erachtet. Auch in den beiden letzten Anleitungen (Foto 4 und 5) sind jeweils 64 Pressionen vorgeschrieben.

Wörtlich übersetzt lauten die Texte:

»Dritter Abschnitt – Massiere den si-bai-Punkt.

Zuerst die Zeige- und Mittelfinger der rechten und linken Hand zusammenführen und dicht neben die Nasenflügel legen; die Daumen unterstützen, indem sie unter den

Unterkiefer gelegt werden; dann die Mittelfinger herunternehmen, auf dem zentralen Teil der Wange leicht drücken und kräftig massieren. Zahl 8 x 8.«
»Vierter Abschnitt – Drücke den tai-yang-Punkt und massiere kreisförmig die Augenhöhlen.
Mache eine Faust aus den vier Fingern, mit der Fingerkuppe des rechten und linken Daumens drücke den tai-yang-Punkt an der Schläfe (Punkt 1). Massiere mit der Innenseite des zweiten Gliedes des rechten und des linken Zeigefingers kreisförmig die Augenhöhle; beginne damit am oberen inneren Augenrand (Punkt 2) und führe dies aus bis Punkt 4; dann massiere den unteren Rand von innen nach außen. Zahl 8 x 8.«
Die Augenhöhlen-Akupressur kann sowohl vorbeugend als auch heilend angewandt werden. Dieser Grundsatz gilt für alle Pressionen.

Im einzelnen haben die vier Akupressur-Anwendungen günstige Wirkungen bei den folgenden Funktionsstörungen und Beschwerden:
Tian-ying (Foto 2): Augenschmerzen nach Überarbeitung und bei Müdigkeit; Nachlassen der Sehkraft bei Fehlsichtigkeit; Schmerzen bei chronischen Entzündungen der Stirnhöhle; Schnupfen; Migräne.
Ying-ming (Foto 3): Örtliche Beschwerden nach Brillentragen; beginnende Infektionskrankheiten des Nasen-Rachen-Raumes; Behinderung der Nasenatmung.
Si-bai (Foto 4): Zahnschmerzen; Entzündungen der Nasen-Nebenhöhlen; Abspannung nach seelischer und körperlicher Belastung; Muskelkrämpfe.

眼保健操图解

注　意　事　项

1.做操时要闭着眼睛做，跟着唱片的速度进行。2.经常剪短指甲，并保持两手的清洁。3.按揉时穴位要准确，手法要轻缓，以各穴位产生酸胀的感觉为止，不要过分用力，防止压迫眼球。4.一般每天可做两次，上、下午各一次，要坚持经常操练。5.做眼保健操的同时还要注意用眼卫生。

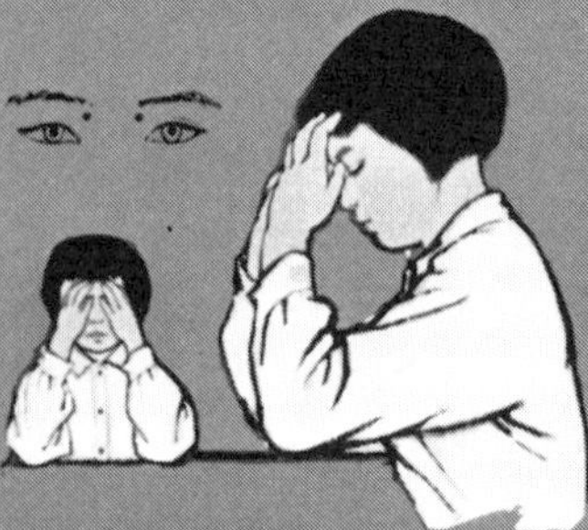

第一节　揉天应穴(攒竹下三分)

闭目静坐，以左右大拇指罗纹面按左右眉头下上眶角处，其他四指散开弯曲如弓状，支持在前额上，按揉面不要大。节拍8×8

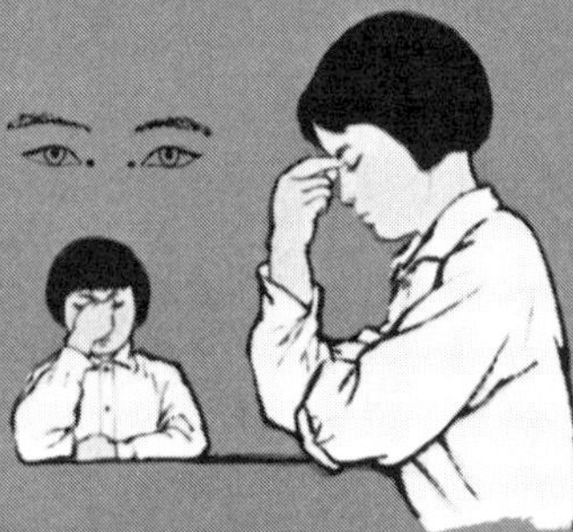

第二节　挤按睛明穴

以左手或右手大拇指与食指挤按鼻根，先向下按，然后向上挤，一按一挤共一拍。节拍8×8

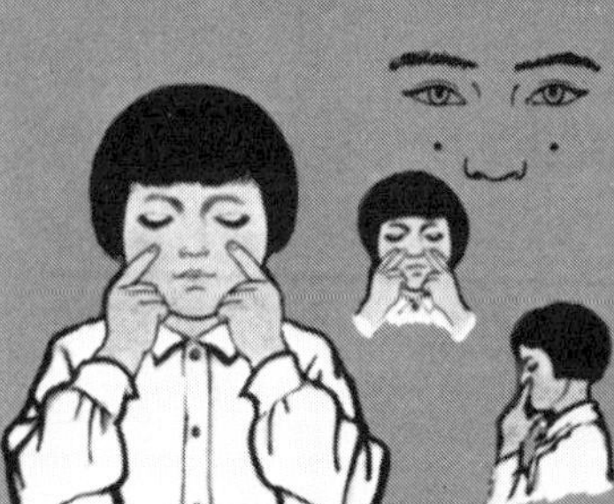

第三节　揉四白穴

先以左右食指与中指并拢，放在靠近鼻翼两侧，大拇指支撑在下颚骨凹陷处，然后放下中指，在面颊中央按揉。节拍8×8

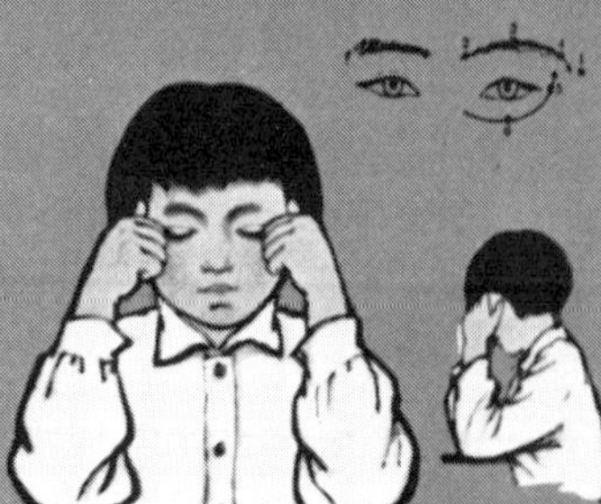

第四节　按太阳穴轮刮眼眶(太阳、攒竹、鱼腰、丝竹空、瞳子髎、承泣等穴)

拳起四指，以左右大拇指罗纹面按住太阳穴，以左右食指第二节内侧面轮刮眼眶上下一圈，先上后下，先内后外，轮刮眼眶一圈共一拍。节拍8×8

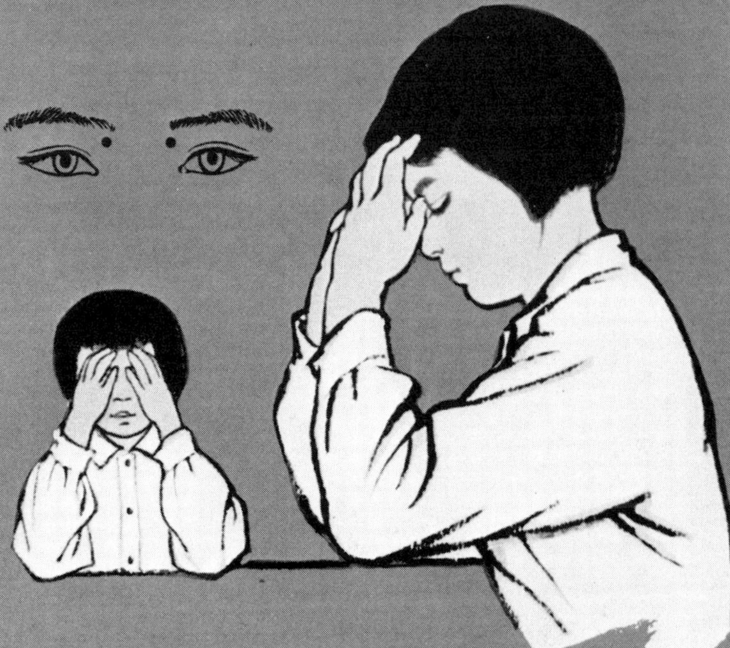

第一节　揉天应穴(拈竹下三分)

闭目静坐，以左右大拇指罗纹面按左右眉头下上眶角处，其他四指散开弯曲如弓状，支持在前额上，按揉面不要大。节拍8×8

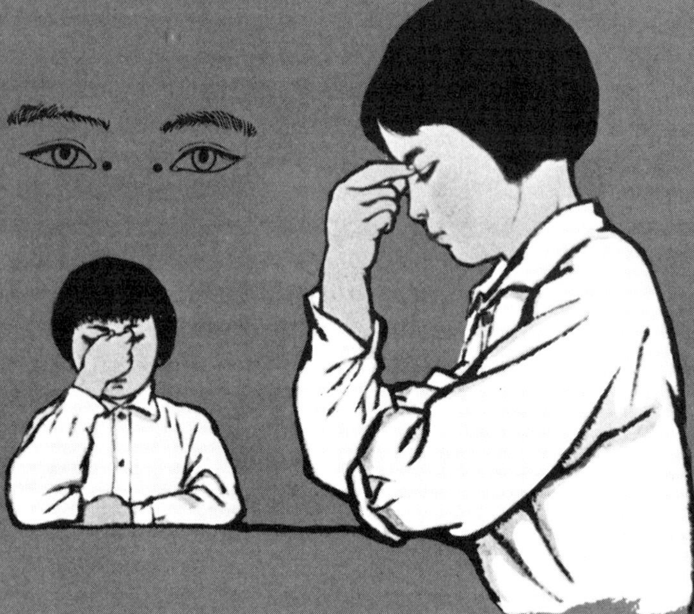

第二节　挤按睛明穴

以左手或右手大拇指与食指挤按鼻根，先向下按，然后向上挤，一按一挤共一拍。节拍8×8

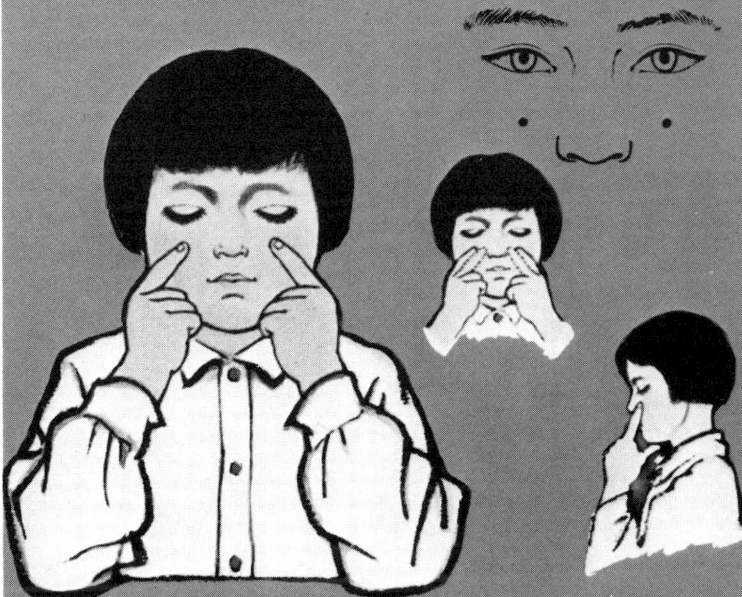

第三节　揉四白穴

先以左右食指与中指并拢，放在紧靠鼻翼两侧，大拇指支撑在下颚骨凹陷处，然后放下中指，在面颊中央部按揉。节拍8×8

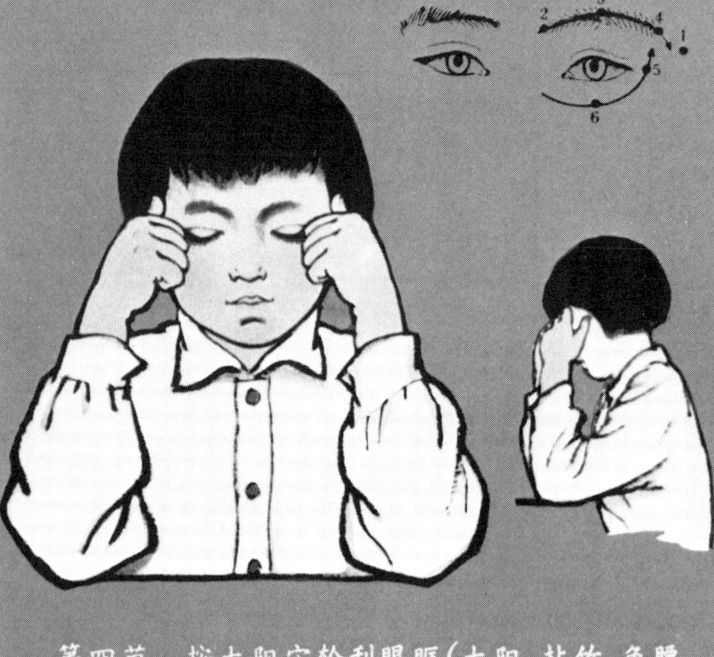

第四节　按太阳穴轮刮眼眶(太阳、抬竹、鱼腰、丝竹空、瞳子髎、承泣等穴).

拳起四指,以左右大拇指罗纹面按太阳穴,以左右食指第二节内侧面轮刮眼眶上下一圈,先上后下,轮刮上下一圈计四拍。节拍8×8

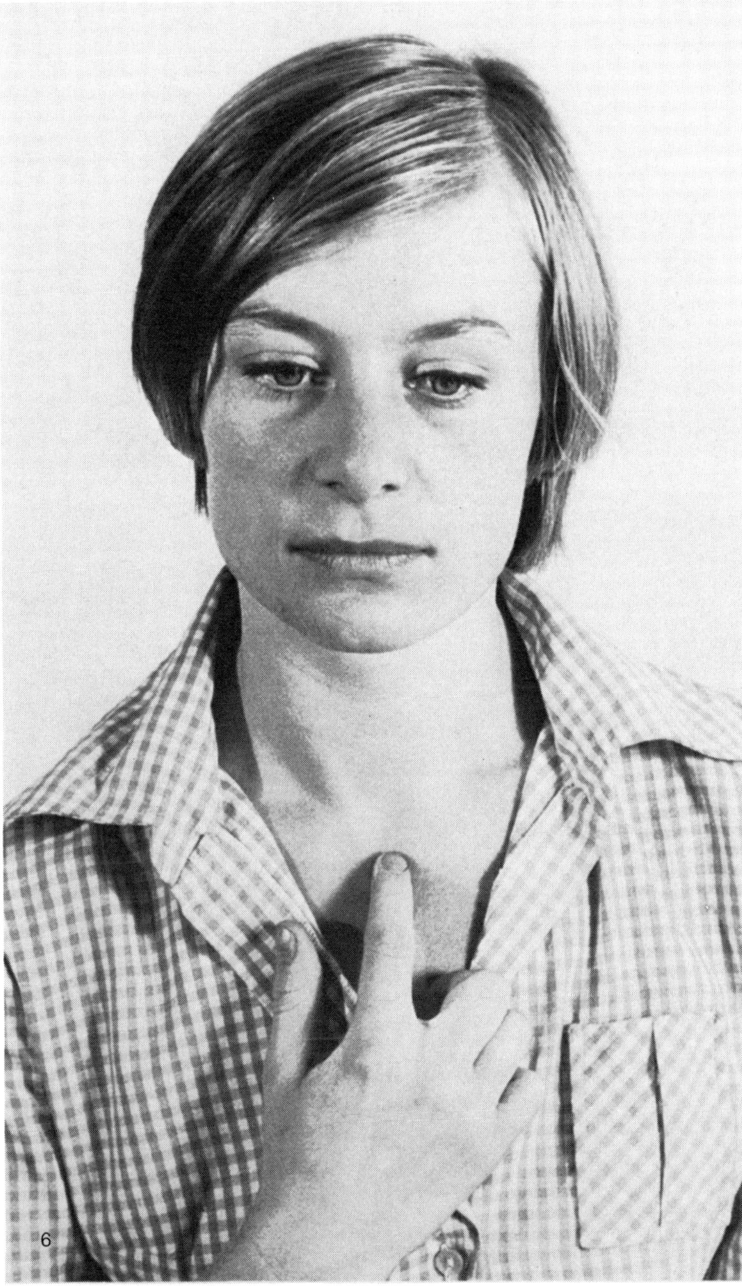
6

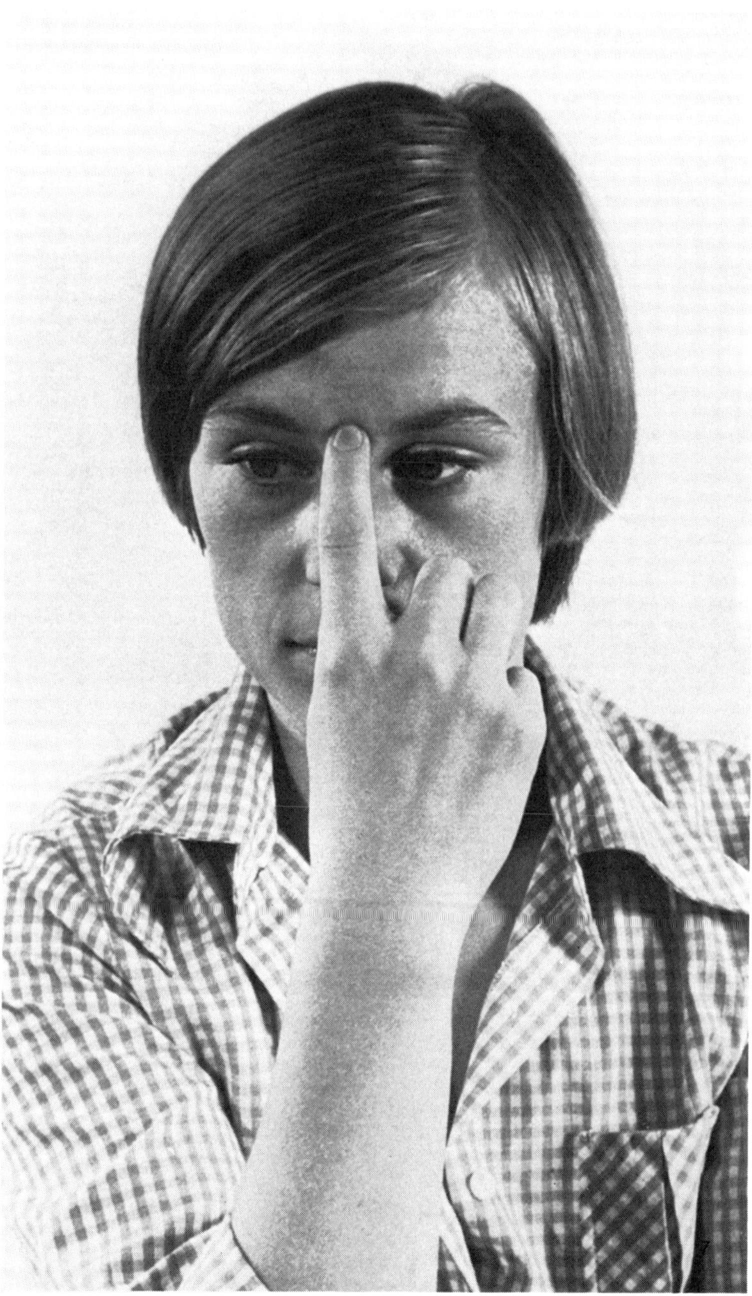

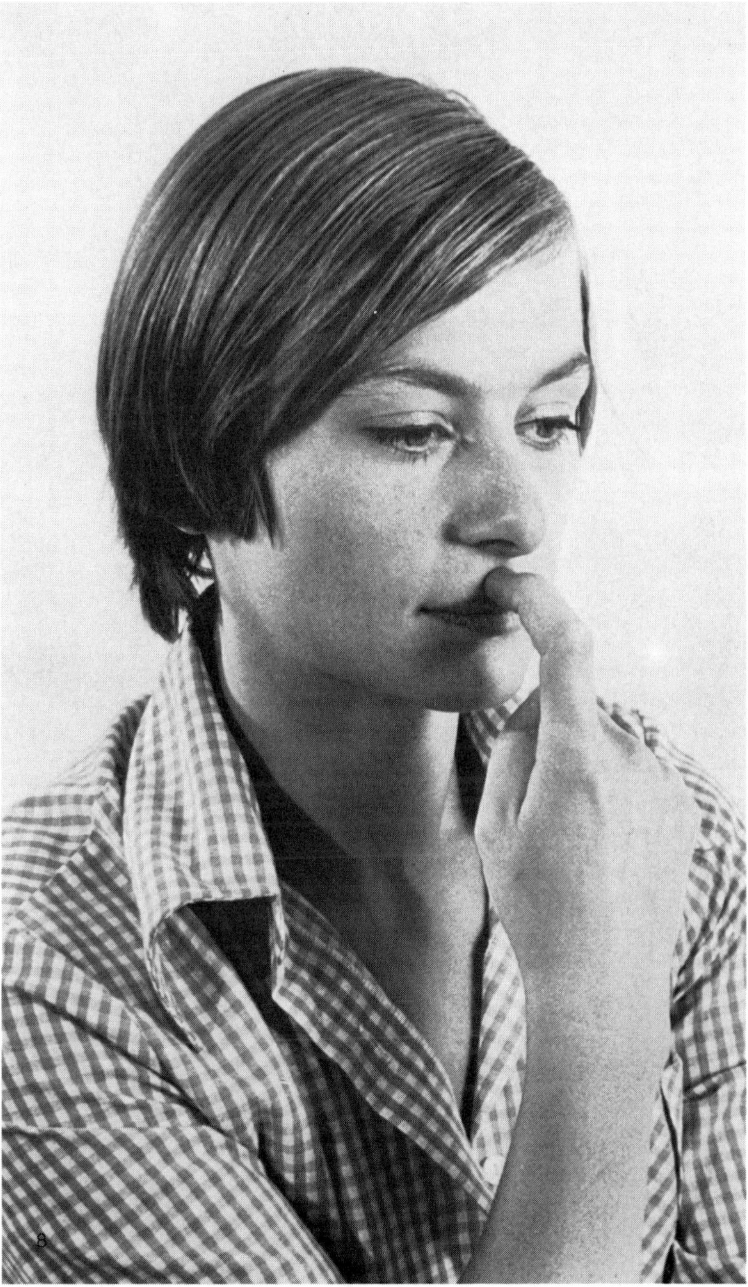
8

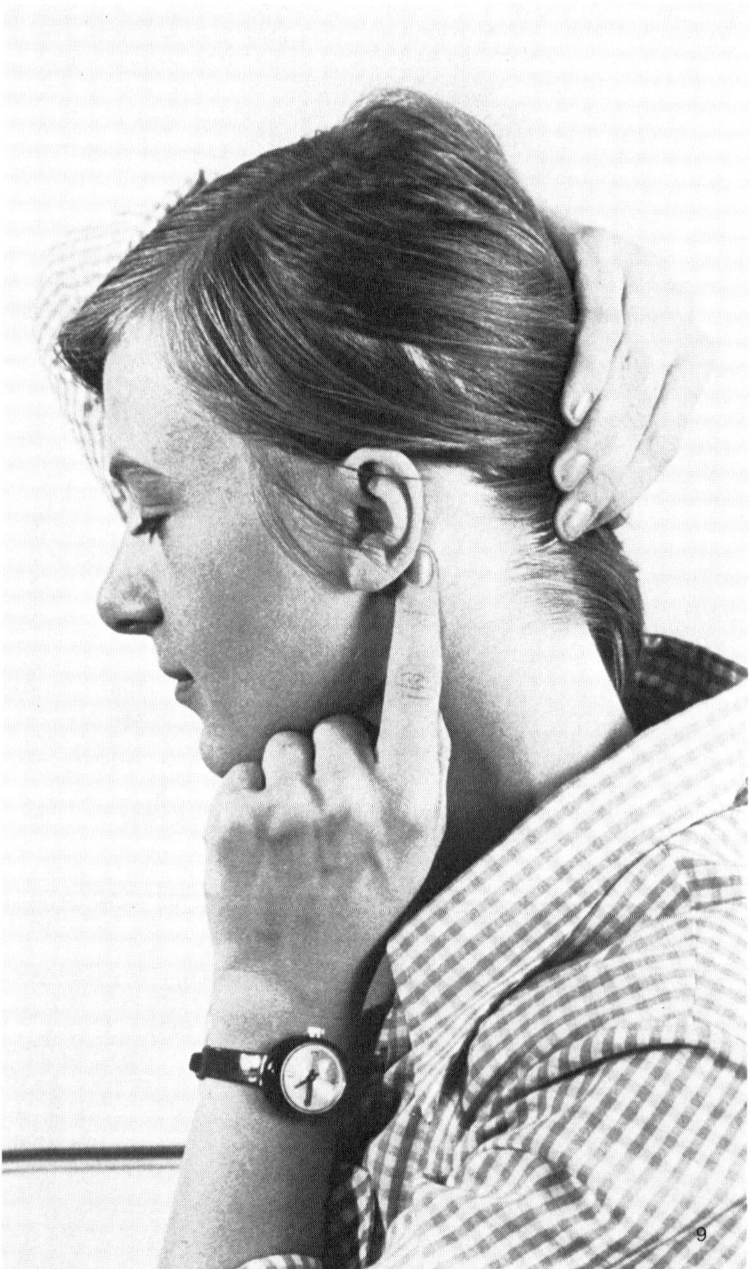

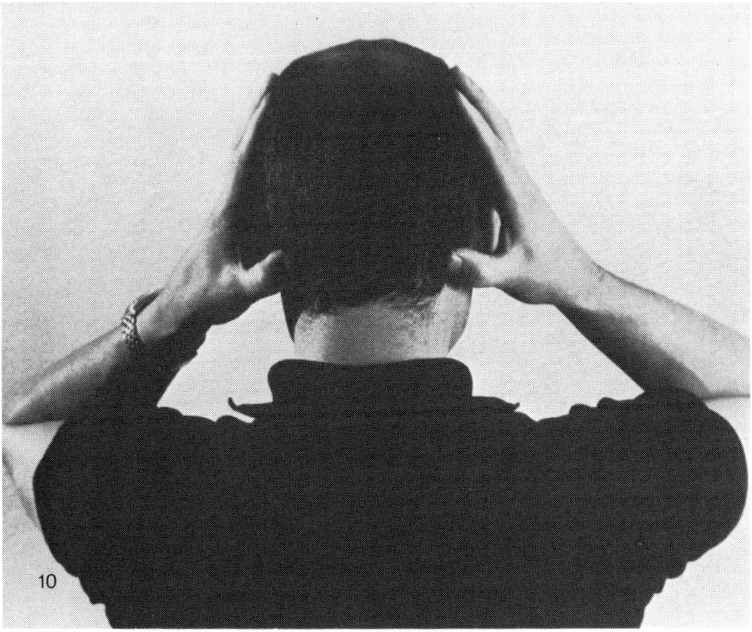

10

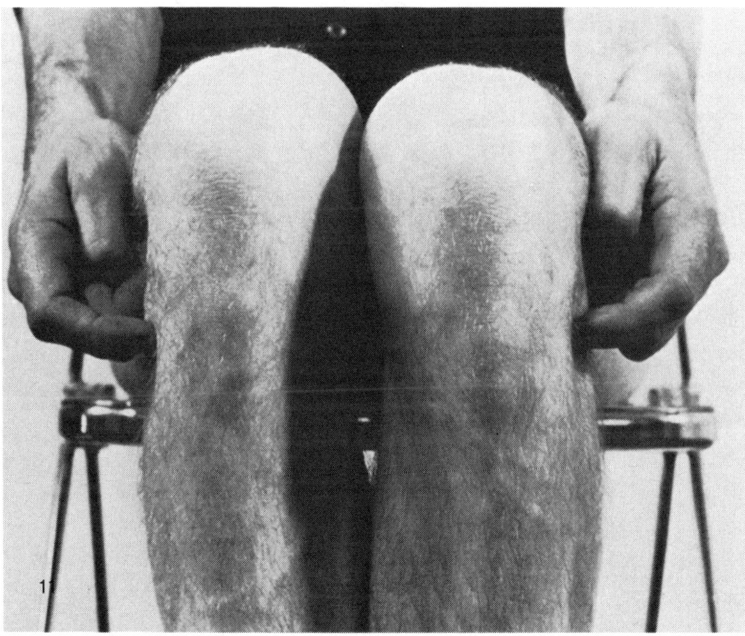

11

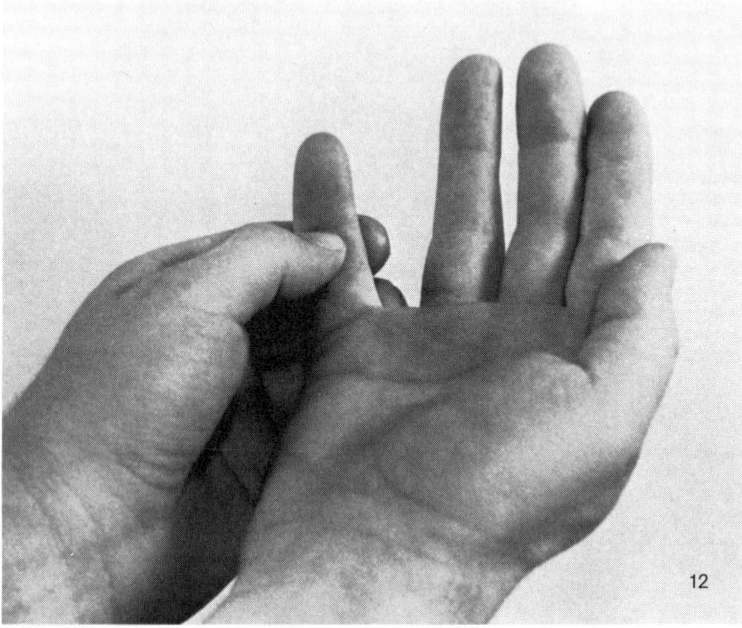
12

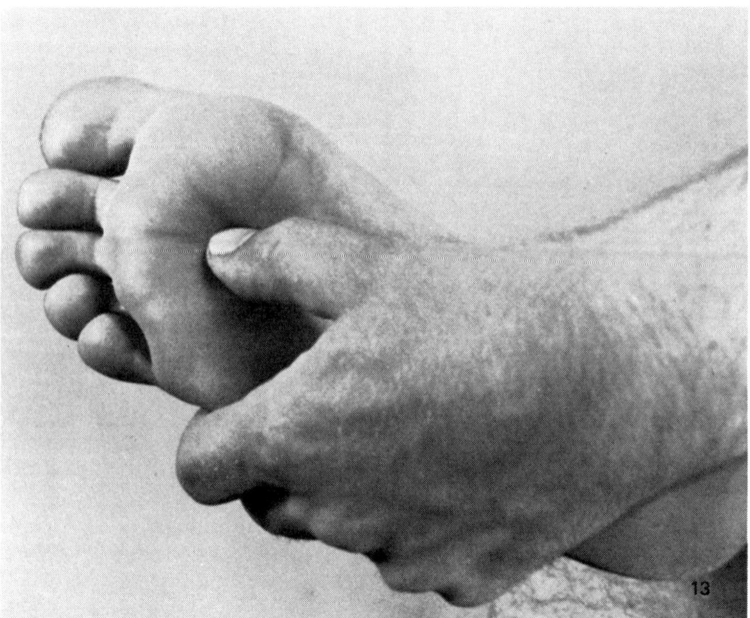
13

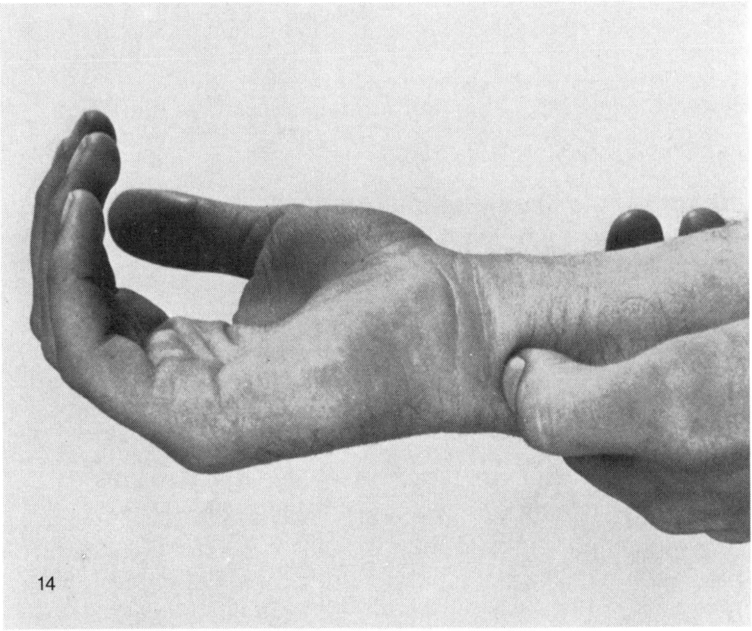

14

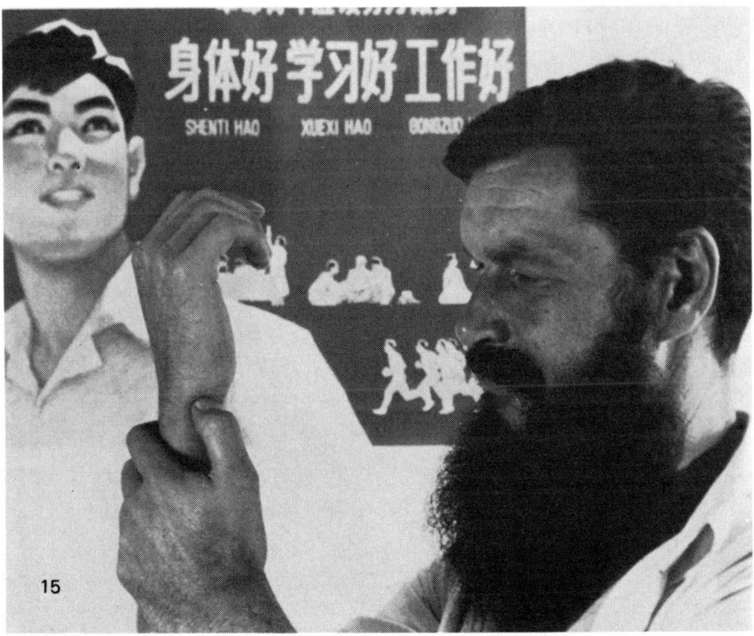

15

Tai-yang (Foto 5): Kopfschmerzen, insbesondere Stirnkopfschmerz und Migräne; Schlafstörungen infolge Überlastung; Augenschmerzen bei Kurzsichtigkeit; nervös bedingter Bluthochdruck; Augenflimmern, Augenzittern.

Alphabetisches Verzeichnis der Akupressur-Indikationen

Akupressur beschränkt sich nicht auf die Gesichtsregion. Es gibt eine Fülle wirkungsvoller Punkte, die über den gesamten menschlichen Organismus verteilt sind. Sie liegen nicht immer auf den bereits bekannten Meridianen. Es ist vielmehr gelungen, Druckstellen zu ermitteln, die bestimmte Krankheitszustände erfolgreich bessern oder beheben können und dennoch abseits der bereits bekannten Akupunktur-Punkte liegen. Die Entdeckung solcher Punkte ist, wie das chinesische Beispiel der letzten Jahre lehrt, noch keineswegs beendet.
Allen Akupressur-Punkten ist gemeinsam, daß sie auf gestörte Organfunktionen im Sinne einer Normalisierung einwirken. Akupressur stellt die Harmonie des Lebensrhythmus wieder her. Akupressur ist nicht in der Lage, organische Veränderungen ohne schulmedizinische Hilfen auszuheilen. Sie ist jedoch eine wertvolle Zusatzbehandlung, die vor allem gegen die Schmerzen gerichtet ist, die zahlreiche Krankheiten begleiten. Darüber hinaus ist Akupressur in der Lage, bestimmte psychische Grundhaltungen – Aktivität, Vitalität, Gleichmut – zu fördern. Daraus resultiert die Wirkung der Akupressur bei verschiedenen seelischen und körper-

lichen Zuständen – Durst, Traurigkeit, Antriebsschwäche – die im strengen Sinne keine Krankheiten sind.

Angst

Unser psychisches Wohlbefinden kann durch das qualvolle, gegenstandslose Gefühl der Angst vorübergehend oder dauernd behindert werden. Angst wirkt deshalb verspannend und beeinträchtigt die Funktion zahlreicher Organe, die dem Willen entzogen sind. Deshalb wird Angst als Herzschmerz erlebt, als Schwindel, Schwitzen, Durchfall.
Akupressur: Wichtig ist die Einhaltung der Ruhe-Regeln. Angst läßt sich nicht im Vorübergehen behandeln. Die Beeinflussung der Akupressur-Stellen muß ohne Zeitdruck erfolgen. Es empfiehlt sich, nach der Akupressur noch 15 Minuten zu ruhen. Erfolgreich läßt sich Angst jeweils durch die Pressur der Harmonisierungs-Punkte (H-P) derjenigen Meridiane behandeln, deren Organe durch die Angst beeinträchtigt sind. Beispiel ängstliches Herzklopfen: H-P I (s. Abb. S. 36). Ungerichtete Angst läßt sich am erfolgreichsten durch Pressur des Punktes »sann-li« (»Göttlicher Gleichmut«) aufheben: Der Punkt liegt auf dem Magen-Meridian (XI), zwei Querfinger unterhalb des seitlichen Randes der Kniescheiben (s. Foto 11).

Asthma/Atemnot

Die anfallsweise hochgradige Behinderung der (Aus)-Atmung, wie sie beim Asthma vorliegt, kann durch meh-

rere Faktoren verursacht sein. Neben Überempfindlichkeitsreaktionen (Allergien) gegen bestimmte Substanzen der Umgebung (Haare, Felle, Pollen) sind seelische Faktoren (Trennungsangst, Liebesentzug) bedeutsam.
Akupressur: Die überschießenden Reaktionen des Organismus während des Anfalls (vermehrte Sekretion, erhöhter Muskeltonus) lassen sich durch Akupressur erfolgreich dämpfen. Auch die psychisch bedingte Atemnot bei anderen Angst- und Spannungszuständen (im Examen, auf See, vor der Hochzeit) läßt sich rasch und zuverlässig lindern. Als Punkte kommen erstens die Harmonisierungspunkte (H-P) des Lungenmeridians (IX) (Abb. S. 52), zweitens der Beruhigungspunkt (B-P) des Meridians Dreifacher Erwärmer (VI) (Abb. S. 46) und schließlich der Punkt »cha-ba-ex« oder auch »tienn-trou« infrage: Er liegt auf dem Konzeptionsmeridian (XIII), direkt in der oberen Grube des Schlüsselbeingelenkes (Foto 6). »Cha-ba-ex« gibt es nur einmal.

Bandscheibenschmerzen

Natürliche Alterung des Knorpelgewebes und vorzeitiger Verschleiß durch einseitige Belastung führen zu Erkrankungen der Bandscheiben, die Ursache ausstrahlender Wirbelsäulenschmerzen sind. Je nach dem Sitz des Schadens (an der Hals-, Brust-, Lenden-, Steißbeinwirbelsäule) kommt es zu unterschiedlichen Symptomen. Ihnen gemeinsam ist die Abhängigkeit von der Lage und die Fernwirkung auf andere Organe.
Akupressur lindert oder beseitigt den Schmerz und führt

– über den Mechanismus der Entspannung – zu einer ursächlichen Behandlung des Schadens. Entspannte Wirbelsäulenmuskulatur preßt die Bandscheiben nicht zusammen und läßt den austretenden Nerven genügend Raum. Bewährt haben sich die Harmonisierungspunkte (H-P) des Meridians »Meister des Herzens« (V) (siehe Abb. S. 44). Dieser Meridian ist als Regulativ auch verantwortlich für den Spannungszustand der Muskulatur. Gute Erfolge auch bei Pressur des Beruhigungspunktes (B-P) des Meridians »Dreifacher Erwärmer« (s.Abb.S 46).

Bauchschmerzen

Dieses Beschwerdebild kann zahlreiche Ursachen haben. Akupressur hilft dann, wenn funktionelle Störungen (Krämpfe der glatten Muskulatur, Fehlsteuerungen der Ausscheidung von Verdauungssäften) den Schmerzen und Beschwerden zugrunde liegen. Vor Einleitung der Behandlung ist deshalb die Diagnose zu sichern. Bei organischen Erkrankungen (Geschwüre, Entzündungen) kann Akupressur die Schmerzen lindern, stellt jedoch keine ursächliche Therapie dar.
Akupressur: Mit sehr gutem Erfolg werden die Harmonisierungspunkte der Meridiane des Dünndarms (II), des Dreifachen Erwärmers (VI), des Dickdarms (X) und des Magens (XI) gegeben (siehe die Abb. S. 38, 46, 54 und 56). Je nach dem Hauptort der Beschwerden müssen auch die Mu- und Erste-Hilfe-Punkte (siehe Abb. S. 68) berücksichtigt werden.

Blasenleiden

Störungen im Spannungszustand der Blasenmuskulatur führen zu den unangenehmen Zuständen des Harnträufelns (fehlender Tonus) oder der Harnverhaltung (Muskelspasmen). Die Herstellung der Harmonie wird unterstützt durch Akupressur. Auch bei Schmerzen nach Entzündungen der Schleimhaut ist die Methode als zusätzliche Hilfe bewährt.
Akupressur: Zur Besserung des Muskeltonus muß der Anregungspunkt des Blasen-Meridians (A-P III) genommen werden. Hier ist wiederholte Anwendung nötig. Wird Entspannung angestrebt, so sollten die Harmonisierungspunkte des Blasen-Meridians (H-P III), der Beruhigungspunkt (B-P III) (s. Abb. S. 40) und der Mu-Punkt der Blase (s. Abb. S. 68) im Wechsel pressiert werden. Besonders erfolgreich bei allen Blasenbeschwerden ist ein Punkt in der ersten Gelenkfurche des kleinen Fingers. Er sollte 30 Sekunden hart gepreßt werden (siehe Foto 12).

Blutdruck

Schwankungen des Blutdrucks nach oben (Hypertonie) und unten (Hypotonie) gehören zu den häufigsten Fehlsteuerungen des menschlichen Organismus. Eine Behandlung ist erforderlich, wenn der systolische Wert 160 mm überschreitet (Hochdruck) oder 100 mm unterschreitet (niedriger Blutdruck). Die Blutdruckmessung sollte im Sitzen vorgenommen werden. Selbstmessung ist möglich.

Akupressur: Hochdruck, der nicht durch organische Krankheiten (Niere, Hormonstörungen) ausgelöst wird, bessert sich deutlich durch Akupressur der Harmonisierungspunkte des Herz-Meridians (H-P I), des Meridians Meister des Herzens (H-P V) und des Beruhigungspunktes des gleichen Meridians (B-P V) (siehe Abb. S. 36 und S. 44). Zu niedriger Blutdruck reagiert anhaltend auf Akupressur der Anregungspunkte des I. und V. Meridians. Gute Erfolge besonders morgens.

Depression (Verstimmung)

Jede Verstimmung, die zu einer unmotivierten Traurigkeit führt, ist behandlungsbedürftig, sofern sie sich nicht innerhalb weniger Stunden aufhellt. Dabei müssen die Organwirkungen – zum Beispiel Schlafstörungen oder Verstopfung – jeweils mitbehandelt werden. Bei der Anwendung von Akupressur sind die Anregungspunkte (A-P) der entsprechenden Leitlinien, sowie die Mu-Punkte zu berücksichtigen.
Akupressur: Grundsätzlich sind antidepressive Wirkungen zu erzielen mittels der Anregungspunkte des Herz(I)-, Gallenblasen(VII)- und Magen(XI)-Meridians, da diese Leitlinien auch psychotrope (auf das Seelenleben wirkende) Wirkungen haben (Abb. S. 36, 48 und 52). Bei gleichzeitiger Kreislaufschwäche hat sich der Anregungspunkt des Gouverneur-Meridians (A-P XIV) (Abb. S. 62) außerordentlich bewährt: Mittelstarker bis harter Druck. Bei Verstimmungen niemals Beruhigungspunkte (B-P) beeinflussen!

Durchfall

Falls der Durchfall Folge psychischer Belastungen ist (Examen, Aufregungen, Angst) sind immer gleichzeitig drei Punkte zu beeinflussen: Der Beruhigungspunkt des Meridians Dreifacher Erwärmer (VI) sowie die Alarm- und Erste-Hilfe-Punkte des Dickdarms und des Dünndarms (Abb. S. 46 u. 68).
Akupressur: Bei Durchfall grundsätzlich nur leichte, zarte Beeinflussung der Punkte. Niemals hart pressen! Bei organischen Ursachen (Infektion) immer das Grundleiden behandeln (Diät, Antibiotika). Grundsätze der altchinesischen Diät sind völlig gleich mit modernen medizinischen Ratschlägen: Absolute Mäßigkeit, Tee, Verbot aller Gewürze.

Durst

Das Gefühl des Flüssigkeitsmangels kann subjektiv äußerst quälend sein, insbesondere bei Situationen, in denen vorübergehend keine Wasseraufnahme möglich ist (auf Reisen, bei Sitzungen etc). Akupressur ist nicht in der Lage, den Flüssigkeitsbedarf des menschlichen Körpers (normal: 1,5 Liter/Tag) herabzusetzen und sollte nicht angewandt werden, um Durst permanent zu unterdrücken (Durst kann ein Symptom der Zuckerkrankheit sein!). Zur vorübergehenden Linderung der subjektiven Durstsymptome ist Akupressur jedoch sehr geeignet.
Akupressur: Symptome werden erfolgreich gelindert durch die Beeinflussung des einzigen (!) Schleimhaut-

punktes, den der Organismus aufweist: Er liegt an der Spitze der Zunge. Akupressur durch die vorderen Schneidezähne; rhythmisch, jeweils in Phasen von 20 x 1 sec.

Fettsucht/Übergewicht (Adipositas)

Dieser Zustand ist in 99 % Folge einer zu reichlichen Ernährung (nur in 1 % liegen Hormonstörungen vor). Die Überernährung läßt sich durch Aktivierung der Steuerungszentren für Sättigung, Wohlbefinden, Appetit und Hunger ausgleichen. Um abzunehmen, muß die Nahrungsaufnahme vermindert und der Kalorienbedarf des Körpers erhöht werden.
Akupressur: Kombinationsbehandlung erforderlich durch Beeinflussung der Beruhigungs-Punkte des Magens (B-P XI) und des Dreifachen Erwärmers (B-P VI) bei gleichzeitiger Aktivierung der Anregungspunkte der Leber (A-P VIII), des Dünndarms (A-P II) und des Dickdarms (A-P X). Therapie jeweils morgens und mittags für die Dauer von drei Wochen. Zur Nacht B-P XIV drücken.

Gallenblasenkolik

Die außergewöhnlich schmerzhafte Gallenblasenkolik ist meist verursacht durch Steinbildungen in der Gallenblase. Die krampfartigen Zusammenziehungen der glatten Muskulatur sind gut zu beeinflussen, die Steine lösen sich dadurch allerdings nicht auf.

Akupressur: Absolut zuverlässig wirkt die starke Pressung des Spezialpunktes (S-P VII) des Gallenblasenmeridians zwei Querfinger über den Augenbrauenmitten (links schneller als rechts). Zusätzlich kann der Mu-Punkt (Mu-P VII) gegeben werden. Vorsorglich und nach Diätfehlern (die man besser vermeiden sollte) empfiehlt sich eine leichte Beeinflussung des B-P VII. 5 Querfinger oberhalb des äußeren Knöchels am Wadenbein.

Grippe

Die Symptome der Virus-Infektion (Abgeschlagenheit, Müdigkeit, Kopfschmerzen, behinderte Nasenatmung) lassen sich lindern, der gesamte Krankheitsverlauf wird abgekürzt. Bei rechtzeitiger Intervention kann der Ausbruch der Krankheit verhindert werden.
Akupressur: Herz- und Kreislauf stärkt die Beeinflussung von A-P I (bis dreimal täglich) und A-P V (Abb. S. 36 u. 44). Die Entzündungserscheinungen der oberen Luftwege dämpft B-P IX (Abb. S. 52). Während der Bettruhe sollten morgens und abends die Übungen zur Augen-Akupressur (Fotos 1 bis 5) absolviert werden.

Halsschmerzen (Angina)

Hervorgerufen durch Infektionen (Bakterien, Viren) oder durch psychische Beeinflussung (Angst!) kommt es im Rachenraum zu Entzündungen, die Mandeln und Schleimhäute erfassen und zur Chronifizierung neigen. Neben einer Änderung der Lebensführung (weniger Streß, keine kalten Getränke, Abhärtung) kommt bei

akuten und chronischen Halsschmerzen Akupressur mit gutem Erfolg zur Anwendung.
Akupressur: Wichtig ist die Harmonisierung im Bereich des Lungenmeridians, der für alle Schleimhäute der Atemwege verantwortlich ist, daher H-P IX (Abb. S. 52). Gleichzeitig Beruhigungspunkt des Dreifachen Erwärmers B-P VI (Abb. S. 46).

Herzklopfen

Von der Herzarbeit merkt man normalerweise in Ruhe nichts. Jede Ausnahme – vor allem das Herzklopfen – muß beachtet werden. Es ist fast ausschließlich seelisch begründet, meist durch eine Fehlsteuerung der vegetativen Nerven. Bei dieser Ausgangslage hat Akupressur die besten Chancen.
Akupressur: Sie sollte den auslösenden Mechanismus beachten (siehe unter Angst, Seite 95). Die leichte Massage der drei Mu-Punkte des Herzens (Abb. S. 68) hat eine unmittelbare Wirkung. Langfristig bessert eine Beeinflussung der Harmonisierungspunkte des Meisters des Herzens (H-P V, Abb. S. 44) die vegetative Fehlsteuerung. Liegt gleichzeitig Nikotinmißbrauch und Raucherhusten vor, so hat sich eine leichte, wiederholte Beeinflussung des »cha-ba-ex« (Foto 6) in der Mittellinie am oberen Rand des Schlüsselbeingelenkes bewährt.

Herzschmerz (Angina pectoris)

Von erheblicher therapeutischer Bedeutung ist die Unterscheidung in organisch verursachten Herz-

schmerz (Angina pectoris, lat. = »Enge der Brust«), der durch Mangeldurchblutung infolge Verengung der Herzkranzgefäße hervorgerufen wird, und den funktionellen Herzschmerz (Pseudoangina pectoris). Seine Ursache ist eine vegetative Fehlsteuerung. Er spricht besonders gut an.
Akupressur: Bei Herzschmerzen dürfen niemals Anregungspunkte (A-P) beeinflußt werden. Die Behandlung konzentriert sich vielmehr auf die drei Beruhigungspunkte (B-P) des Herzmeridians (B-P I), des Meister des Herzens (B-P V) und – überraschenderweise – des Milz-Meridians (B-P XII) (siehe die Abb. S. 36, 44 u. 58). Herzstiche nach Aufregungen bessern sich bei Ruhelage rasch durch B-P IX (Abb. S. 52).

Hunger

Ebenso wie Durst (s. dort) ist auch der Hunger keine Krankheit im strengen Sinn. Die subjektiven Beschwerden bei verminderter oder unterbrochener Nahrungsaufnahme – nach Operationen, bei Gewichtsreduktion (s. u. Fettsucht), auf Reisen – lassen sich jedoch durch Akupressur vermindern, teils sogar aufheben. Die Notwendigkeit der Nahrungsaufnahme zur Sicherung des Grundumsatzes vermag keine medizinische Methode aufzuheben.
Akupressur: Hunger infolge Gewichtsreduktion bei Fettsucht (s. d.) wird am erfolgreichsten durch den »Nachtpunkt« des Gouverneurmeridians (B-P XIV, Abb. S. 62) aufgehoben. Dämpfend wirkt auch der Beruhigungs-

punkt (B-P) des Lebermeridians (Abb. S. 50). Auf keinen Fall den Mu-Punkt des Magenmeridians pressieren!

Husten

Die Beachtung der Unterscheidung zwischen trockenem Reizhusten und feuchtem Auswurf ist entscheidend, da nur der trockene Reizhusten durch Akupressur unterdrückt werden sollte. Bei chronischem Reizhusten müssen Sie spätestens nach drei Wochen den Arzt aufsuchen. Akuter Reizhusten bei Infekten der oberen Luftwege bessert sich rasch. Voraussetzung ist indes die Nikotinabstinenz.
Akupressur: Nikotinentzug durch leichte Pressur des »cha-ba-ex« (Foto 6). Kreislaufanregung durch A-P des Meister des Herzens (V) (Abb. S. 44). Die eigentliche Hustenreizlinderung gelingt durch die Akupressur des Beruhigungspunktes des Lungen-Meridians (B-P IX, Abb. S. 52). Er kann alle zwei Stunden gegeben werden (Ausnahme!), sollte jedoch niemals hart gepreßt werden.

Hypochondrie

Die krankhafte Neigung zur Selbstbeobachtung, die zur Überbewertung aller Symptome führen kann, ist schwierig zu behandeln. Rückfälle sind leider häufig. Erfolg liegt bereits dann vor, wenn es gelingt, eine gewisse Einsicht in die Natur der Fehldeutungen zu vermitteln.
Akupressur: Der Mu-Punkt der Milz (Abb. S. 68) schafft immer eine momentane Erleichterung, da die Krank-

heitssymptome häufig unterhalb der Rippen (»hypo«gr. =unter; »chondros« = Rippen) verspürt werden. Langfristig müssen über die Dauer von 10 Tagen die Anregungspunkte (A-P) des Konzeptions- (A-P XIII) und des Gouverneur-Meridians (A-P XIV) (Abb. S. 60 u. 62) pressiert werden.

Ischias/Hexenschuß

Hierbei handelt es sich meist um einen Spezialfall des Bandscheibenschmerzes (s. d.), nämlich die Einklemmung des Ischiasnervs beim Austritt aus der Lendenwirbelsäule. Bei plötzlichem Auftreten spricht man von »Hexenschuß« (Lumbalgie). Ursachen sind Erkältungen, Überlastungen, chronische Infekte, örtliche Kompressionen und seelische Gründe.
Akupressur: Sie muß die Ursachen berücksichtigen. Besserung der Schmerzen bringt die Pressur des Beruhigungspunktes des Meridians Dreifacher Erwärmer (B-P VI, Abb. S. 46) und der Harmonisierungspunkte des Meridians Meister des Herzens (H-P V, Abb. S. 44). Anregungspunkte sind nicht angezeigt.

Juckreiz (Pruritus)

Als unerwünschte Begleiterscheinung von Hautleiden, aber auch ohne sichtbare Ursache, tritt Juckreiz dann ein, wenn die Schmerzsinnesorgane, das Gefäßsystem der Haut, die Psyche und die vegetativen Nerven aus ihrem Gleichgewicht gebracht sind. Spezialfälle sind der Juckreiz bei umschriebenen Krankheiten (Hämorrhoiden, Würmer).

Akupressur: Nach Klärung der Diagnose muß das Grundleiden schulmedizinisch behandelt werden. Den Juckreiz lindert die Pressur der Harmonisierungspunkte des Lebermeridians (H-P VII, Abb. S. 50) und des Anregungspunktes des Nieren-Meridians (A-P IV, Abb. S. 42). Bei Juckreiz durch Hämorrhoiden (»Pruritus ani«) wirkt bestens die leichte Beeinflussung des »es-che-hei«, eines Spezialpunktes des Dickdarmmeridians (S-P X, s. S. 54).

Kältegefühl

Diese Empfindung ist selbstverständlich keine Krankheit. Unter bestimmten Bedingungen kann es jedoch nötig werden, sie zu korrigieren. Dabei wird eine bessere Durchblutung der oberen Hautschichten angestrebt und eine Normverschiebung der Empfindungsqualität.
Akupressur: Kältegefühl läßt sich nur über Anregungspunkte (A-P) korrigieren. Am bewährtesten sind die A-P des Herzens (A-P I, Abb. S. 36) und des Meister des Herzens (A-P V, Abb. S. 44). Diese Punkte können ausnahmsweise auch durch die Kleidung beeinflußt werden, wenn eine Erste-Hilfe angestrebt wird. Chronisches Kältegefühl deutet auf organische Ursachen (z. B. Unterernährung, langfristige Unterkühlung) und läßt sich nur durch Behandlung der Ursachen korrigieren.

Kopfschmerzen

Diese Mißempfindungen gehören zu den Heilanzeigen, bei denen Akupressur fast »Wunder« wirkt. Beachtet werden muß allerdings eine Dreiteilung: Stirnkopfschmerz, Hinterhauptkopfschmerz (einschließlich Ring-Kopfschmerz) und Migräne.

Akupressur bei Stirnkopfschmerz:

Sofortige Erleichterung verschafft die Akupressur des tai-yang-Punktes (s. S. 93; Foto 5), die streng unter Einhaltung der original-chinesischen Anleitung erfolgen muß. Wiederkehrender Stirnkopfschmerz bessert sich nachhaltig durch Akupressur des Beruhigungspunktes (B-P I) des Herzmeridians (Abb. S. 36).

Akupressur bei Hinterhauptkopfschmerz:

Man lege beide Hände seitwärts an den Schädel, die Daumen ruhen auf den seitlichen Fortsätzen des Hinterhauptbeines (siehe Foto 10). Mittelstarke Akupressur von zwei Minuten Dauer beseitigt den Hinterhauptkopfschmerz. Der Name dieses S-P ist »fen-chi«.

Akupressur bei Migräne:

Diese schwerste Form des Kopfschmerzes liegt dann vor, wenn anfallweise und meist halbseitig der Schmerz mit Brechreiz, Leichtscheu, sowie Flimmern vor den Augen verbunden ist. Angesichts der Symptome überrascht es nicht, daß Migräne am schwierigsten zu beeinflussen ist. Einleitend muß die Akupressur des tian-ying-Punktes (Foto 2) nach den Regeln (Seite 92) vorgenommen werden. Falls noch erforderlich, schließt man die mittelstarke Akupressur des Punktes zwischen Daumen und Zeigefinger (Beruhigungs-Punkt des X. Meridians B-P X, Abb. S. 54) an.

Kreislaufstörungen

Diese verbreitete Zivilisationskrankheit, die gekennzeichnet ist durch ein Mißverhältnis zwischen Herzarbeit und Verteilung des Blutes in der Peripherie, wird ursächlich behandelt durch Beeinflussung des Herz (I)- und des Kreislauf-Meridians (V).
Akupressur: Man hat zu unterscheiden zwischen Harmonisierung und Anregung. Harmonisiert werden muß das Verhältnis von Herzarbeit und peripherer Blutversorgung, also pressiert man H-P I und danach B-P V (Abb. S. 36 u. 44). Angeregt werden sollte der Kreislauf nur, sofern sich die Kreislaufstörung in »Ameisenlaufen«, Einschlafen der Glieder und Kältegefühl in Armen und Beinen bemerkbar macht. Dann gibt man A-P V (Abb. S. 44).

Magenleiden

Alle Magenbeschwerden, die durch Fehlfunktion der nervösen Steuerung hervorgerufen werden und noch keine organischen Schäden bewirkt haben, bessern sich rasch und vollständig. Dazu gehören Magenkrämpfe, »Aufstoßen« und Druckgefühl im Oberbauch. Die Magenschleimhautentzündung ist schon schwieriger zu behandeln, spricht jedoch innerhalb von 2–7 Tagen ebenfalls auf Akupressur an. Magengeschwüre dagegen müssen schulmedizinisch therapiert werden. Hier wirkt Akupressur nur schmerzlindernd.
Akupressur: Bei Magenkrämpfen Harmonisierung mit Hilfe des H-P XI (Abb. S. 56). Bei Druckgefühl im Oberbauch

Anregung durch Pressur des A-P XI (Abb. S. 56). Magenschleimhautentzündung (Gastritis) wird durch leichte Pressur des Mu-Punktes des Magens (Abb. S. 68), fünf Finger breit über dem Nabel in der Mittellinie gelindert. Bei nervösen Magenbeschwerden ist auch ein Versuch mit »cha-ba-ex« (Foto 6), dem Punkt in der Mittellinie am oberen Rand des Schlüsselbein-Brustbeingelenks angezeigt. Wiederholung täglich! Magen- und Zwölffingerdarmgeschwüre werden schmerzärmer durch Pressur des B-P XI (Abb. S. 56).

Menstruationsbeschwerden

Schmerzhafte Regelblutungen sind meist hervorgerufen durch Krämpfe der Gebärmuttermuskulatur. Diese Fehlsteuerung ist gut zu korrigieren.
Akupressur: Wirksam ist die Kombination von drei Beruhigungspunkten, dem des Blasen-Meridians (B-P III, Abb. S. 40, des Nieren-Meridians (B-P IV, Abb. S 42) und des Meister des Herzens (B-P V, Abb. S. 44). Anschließend 30 Minuten ausgestreckt liegenbleiben.

Müdigkeit

Chronische Müdigkeit und Schwäche legen den Verdacht auf eine ernsthafte Erkrankung nahe. In diesen Fällen ist eine gründliche ärztliche Untersuchung angezeigt. Akute Müdigkeit nach Belastungen oder Schlafentzug kann vorübergehend durch Akupressur ausgeschaltet werden. Bei Mißbrauch der Punkte tritt Wirkungsminderung ein!

Akupressur: Nur Anregungspunkte geben! Wenn möglich sollten sie hart gepreßt werden. Besonders bewährt sind der Anregungspunkt des Herzens (A-P I, Abb. S. 36) und des Meister des Herzens (A-P V). Langfristige Wirkungen sind durch Akupressur des »mi-le-ba« zu erzielen. Der Punkt liegt in der zweiten (!) Gelenkfurche des kleinen Fingers an der Handinnenseite.

Nervenschmerzen (Neuralgie)

Nach Infektionskrankheiten und Stoffwechselstörungen, bei eitrigen Entzündungsherden und Überanstrengung kann es im Ausbreitungsgebiet eines Nervens zu anfallweisen Schmerzen kommen, deren Intensität, Art und Ausbreitung wechselt. Gemeinsam ist diesen Nervenschmerzen das Fehlen sichtbarer anatomischer Veränderungen. Alle Nervenschmerzen sind durch Akupressur gut zu bessern.
Akupressur: Sehr bewährt hat sich der erste Harmonisierungspunkt des Gouverneur-Meridians (H-P XIV, Abb. S. 62, Foto 8). Leichte bis mittelstarke Akupressur ist angebracht. Bei chronischen Beschwerden ist der Beruhigungspunkt des Milz-Meridians (B-P XII, Abb. S. 58) zweimal täglich bis zu fünf Minuten zu geben.

Nervosität

Die Kombination von starker Erregbarkeit und rascher Erschöpfung, die die Nervosität (»Neurasthenie«) charakterisiert, ist eine klassische Heilanzeige der Akupres-

sur. Es ist darauf zu achten, daß etwaige Grundleiden (chronischer Genußmittelmißbrauch, Infekte) gleichzeitig kuriert werden.
Akupressur: Es dürfen grundsätzlich nur Harmonisierungspunkte gegeben werden. Bewährt sind die H-Punkte des Magen-Meridians (H-P XI, Abb. S. 56). Richtet sich die Nervosität auf bestimmte Organbezirke und beeinträchtigt deren Funktion (Herz, Kreislauf, Stoffwechsel), so sind die entsprechenden H-Punkte angezeigt. In jedem Fall sind die beiden Punkte »Göttlicher Gleichmut« (Foto 11), seitlich und unterhalb der Kniescheiben, als Basis-Therapie jeweils abends zwei Minuten zu pressieren.

Reisekrankheit

Diese Kombination von Nervosität, Brechreiz und Schwindel ist leicht und sicher zu bessern. Es kommt darauf an, das gestörte Gleichgewicht der Organfunktionen wiederherzustellen. Wenn möglich, sollten die Ruhe-Vorschriften eingehalten werden. Im Notfall kann Reisekrankheit jedoch auch ambulant behandelt werden.
Akupressur: Der Anregungspunkt des Nierenmeridians (A-P IV, Abb. S. 42) eignet sich vortrefflich für diese ambulante Behandlung, die ohne Aufsehen zu erregen auch in Gegenwart fremder Menschen durchgeführt werden kann (je zwei Minuten; Beine übereinanderschlagen). Lang anhaltende Erfolge bringt die abendliche Akupressur des Mu-Punktes des Dreifachen Erwärmers (Mu-P VI, Abb. S. 46).

Schlafstörungen

Bei Einschlafstörungen, den weitaus häufigsten Beschwerden dieser Art, sollte die Akupressur im Bett erfolgen. Es ist darauf zu achten, daß der Punkt leicht aber ausdauernd (bis zu fünf Minuten) beeinflußt wird. Durchschlafstörungen sind rascher (zwei Minuten) zu bessern.
Akupressur: Bei Einschlafstörungen rhythmisiert und vertieft man die Atmung durch leichte Massage des Mu-Punktes des Lungenmeridians in der Mitte des Brustbeines (Abb. S. 68). Durchschlafstörungen sind erst am gleichen Punkt anzugehen (1 Minute!) und sofort darauf durch ganz leichte, langsam rotierende Massage des Harmonisierungspunktes des Herzens im dritten Zwischenrippenraum (Abb. S. 36). Augen geschlossen halten.

Schnupfen

Die typische Erkältungskrankheit, hervorgerufen durch eine Virusinfektion, ist mit Schleim- und Eiterabsonderung aus der Nase verbunden und beeinträchtigt das Allgemeinbefinden mehr oder minder schwer. Die unangenehme Symptomatik läßt sich lindern und abkürzen, bei rechtzeitiger Beeinflussung der Punkte sogar vollständig unterdrücken.
Akupressur: Sehr empfehlenswert ist die aufeinanderfolgende Akupressur aller Punkte im Bereich von Nase und Augen, wie sie die Fotos 2 bis 5 zeigen. Der Ausbruch

der Infektion kann so verhindert werden. Die Anregung des Dünndarmmeridians am A-P II (Abb. S. 38) an der Seite des Kleinfingergrundgelenkes, dort, wo sich bei geschlossener Faust eine Falte bildet, erleichtert die Sekretion.

Schock/Kollaps

Die akute Störung der Herz- und Kreislaufarbeit, verbunden mit Blutdruckabfall und Beeinträchtigung aller Körperfunktionen (Sinnesorgane, Hirn, Niere) ist zu Beginn, beim sogenannten »Kollaps«, oft sehr gut zu beherrschen. Ein ausgeprägter Schock mit Bewußtlosigkeit muß dagegen immer ärztlich, am besten im Krankenhaus, versorgt werden.
Akupressur: Punkt der Wahl ist der Anregungspunkt des Herzmeridians (A-P I, Abb. S. 36) am daumenseitigen Nagelrand des kleinen Fingers. Er sollte mit dem Fingernagel des Daumens stark pressiert werden. Das belebt den Kreislauf und vertieft die Atmung. Die Ausbildung eines Kollapses, der in den Schock übergehen kann, wird so verhindert.

Schwindel

Das Gefühl des gestörten Gleichgewichts, meist verbunden mit Unlust und vegetativen Störungen wie Schweißausbruch und Übelkeit, ist selten durch organische Erkrankungen (Innenohr, Schädelverletzungen), häufiger durch nervöse Fehlsteuerungen bedingt.
Akupressur: Schwindel als Resultat ernster Organkrank-

heiten bessert sich durch Akupressur nicht. Gute Erfolge sind dagegen bei allen nervös ausgelösten Schwindelformen zu erzielen. Methode der Wahl ist die Akupressur des Punktes »yin-tan« auf dem Konzeptions-Meridian in Höhe der Augenbrauen. Das Foto 7 zeigt Lage und Handhaltung.

Schwitzen

Scheinbar grundlose Schweißabsonderung ist zumeist auf eine Fehlfunktion der vegetativen Nerven zurückzuführen. Ausgeschlossen werden müssen ernste organische Erkrankungen wie Tuberkolose (Nachtschweiß). Ist der Schweißausbruch durch Angst hervorgerufen, müssen die entsprechenden Punkte (s. Seite **95**) pressiert werden.
Akupressur: Die leichte, drei Minuten dauernde Beeinflussung des Punktes »bu-mae« (auch »an mien« genannt) zwei Zentimeter hinter dem Ohrläppchen (siehe Foto 9) am Ansatz des langen Halsmuskels wirkt prompt und nachhaltig. Auf die gleichzeitige Einhaltung der Ruhebedingungen ist zu achten.

Sexualstörungen (männlich)

Den Sexualstörungen hat die alte chinesische Medizin in ihren Veröffentlichungen breiten Raum gewährt. Gegenwärtig ist bei der Behandlung dieses Themas durch chinesische Ärzte eher Zurückhaltung zu beobachten. Aufbauend auf den vorliegenden Erkenntnissen

über die Beeinflussung der Punkte und Meridiane haben Akupunktur- und Akupressur-Kenner anderer Nationen jedoch beträchtliche Erfahrungen gesammelt, die hier erstmals zusammengestellt werden.
Bei den männlichen Sexualstörungen müssen mehrere unterschiedliche Beeinträchtigungen auseinandergehalten werden. Grundsätzlich gilt, daß nur in seltenen Ausnahmefällen organische Erkrankungen (z. B. Hormonmangel, Durchblutungsstörungen) Ursache einer Vollzugsstörung sind. In der Regel liegt, zumal bei Männern unter 60 Jahren, eine Fehlsteuerung vor, die nur funktionelle, aber keine organischen Ursachen hat.
Unter dem Oberbegriff Impotenz werden alle Störungen verstanden, die zur Unfähigkeit führen, den Beischlaf (Koitus) in normaler Weise auszuüben. Man unterscheidet die Unmöglichkeit der Gliedversteifung (Erektionsschwäche), den vorzeitigen Samenerguß (Ejaculatio praecox) und die Unfähigkeit, trotz versteiftem Penis zu einem Samenerguß zu gelangen (Ejakulative Impotenz).
Akupressur der Genitalorgane gibt es sowenig wie Akupunktur dieser Region. Jede therapeutische Beeinflussung erfolgt über Punkte, die abseits der funktionsgestörten Organe liegen.
Akupressur bei Erektionsschwäche: Da das auslösende Moment unterbewußte Angst ist, empfiehlt sich als Basistherapie die Akupressur der Punkte »Göttlicher Gleichmut« (Abb. S. 117, E_1).
Partner-Akupressur ist zulässig. Nicht pressen! Leichte, ruhig rotierende Akupressur von drei Minuten Dauer

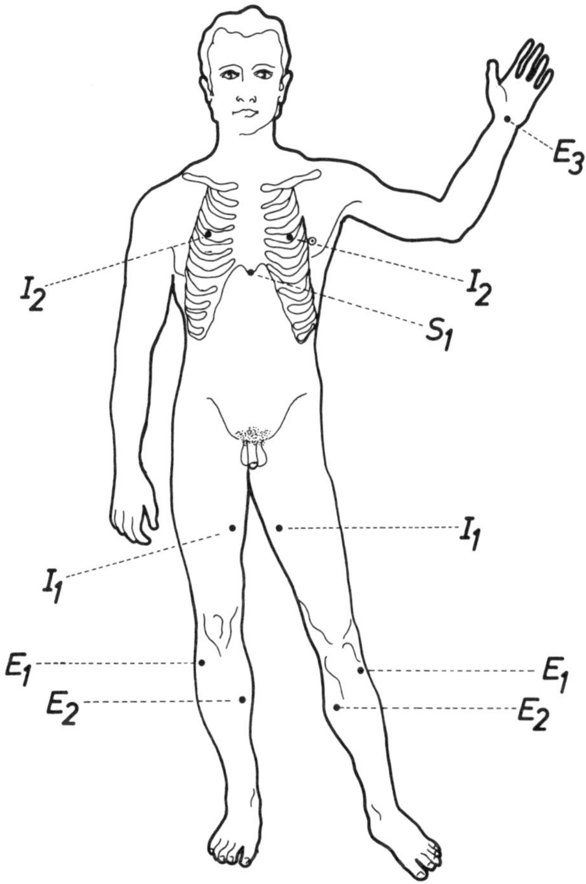

E3
I2
I2
S1
I1
I1
E1
E1
E2
E2

hat die besten Erfolge. Ein außerordentlich bewährter Spezialpunkt ist der »lo-si-mü« (Abb. S. **117**, E_2). Er liegt genau in der Mitte der Wade zwei Querfinger von der Innenseite des Schienbeins entfernt. Zur raschen Behandlung sollten jeweils beide Punkte leicht von der Partnerin pressiert werden. Dabei ist Ruhelage erwünscht. Eine optimale Durchblutung der Genitalorgane erzielt man durch die Beeinflussung der Anregungspunkte (A-P V) des Meridians Meister des Herzens, der Kreislauf und Sexualität koordiniert (Abb. S. **117**, E_3).
Akupressur bei vorzeitigem Samenerguß: Wenn die Partnerin mit drei Fingern (Daumen, Zeige- und Mittelfinger) den erigierten Penis in der Kranzfurche hinter der Eichel preßt, so ist dies zwar eine bewährte Methode, aber keine Akupressur, da an dieser Stelle keine Punkte bekannt sind. Der Akupressur-Punkt liegt vielmehr penisfern am Ende des Schwertfortsatzes des Brustbeins auf dem Konzeptions-Meridian. Es ist der B-P XIII (Abb. S. **117**, S_1), und er sollte von der Partnerin mittelstark gepreßt werden, und zwar sowohl vor als auch während des Geschlechtsverkehrs.
Akupressur bei Ejakulativer Impotenz: Soweit es sich hierbei um eine Störung und nicht um eine gewollte Verlängerung des Beischlafs (retardierte Ejakulation) handelt, empfiehlt sich eine leichte Akupressur in der Mitte der Innenseite der Oberschenkel an dem Punkt »cli-be« (Abb. S. **117**, I_1), der erst kürzlich entdeckt wurde. Zusätzlich die beiden Mu-Punkte des V. Meridians geben (Abb. S. **117**, I_2). Die Abb. S. **117** zeigt im Überblick die Akupressur-Punkte bei männlichen Sexualstörungen.

Sexualstörungen (weiblich)

Die weiblichen Sexualstörungen sind nicht minder behandlungsbedürftig als die männlichen, auch wenn sie den Vollzug des Beischlafs nicht unbedingt stören. Sie werden jedoch als leidvoll erlebt und resultieren häufig aus der gleichen Ursache: Einer unterbewußten Angst (vor Schwangerschaft oder Versagen), die die Fehlfunktionen bewirkt. Organische Ursachen weiblicher Sexualstörungen sind nicht sehr häufig, kommen jedoch vor (Infektionen, Hormonstörungen). Ihre Behandlung ist Sache des Gynäkologen. Akupressur ist nur angezeigt bei funktionellen Beschwerden.
Man unterscheidet in Analogie zum männlichen Geschlecht die Gefühlskälte (Frigidität) – sie entspricht der Impotenz durch Erektionsschwäche – von der Unfähigkeit, einen Orgasmus zu erreichen (Anorgasmie). Sie ist der ejakulativen Impotenz des Mannes wesensverwandt. Für den Vaginismus, den Krampf der Scheidenmuskulatur, gibt es beim männlichen Geschlecht keine Entsprechung. Hinzugefügt werden muß, daß die Selbstbefriedigung (Onanie, Masturbation) – im Gegensatz zu überholten Auffassungen – keine Krankheit ist (und zwar weder beim Mann noch bei der Frau), sondern nur eine Spielart des Sexualtriebes. Sie bedarf keiner Therapie.
Akupressur bei Frigidität: Erstrebt wird gleichzeitig eine Harmonisierung und Belebung der Sexualfunktionen. Grundlage ist die Harmonisierung des Herz-Meridians (I) im dritten Zwischenrippenraum (Abb. 120, F_1). Die Brustwarzen – dies nebenbei – sind keine Akupressur-Punkte.

WEIBLICHE SEXUALSTÖRUNGEN

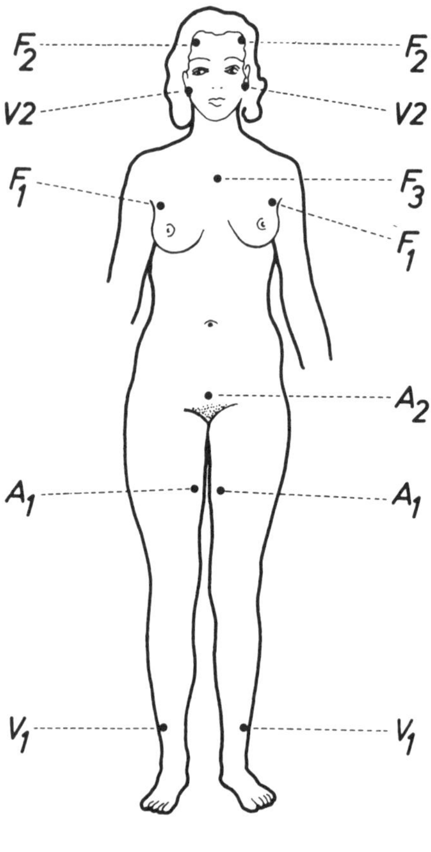

Ihre Berührung wirkt direkt über sensible Nerven. Gute Erfolge zeigt die Akupressur des oberen Harmonisierungspunktes des Magen-Meridians (H-P XI) am Rand der Schläfengrube (Abb. S. 120, F_2). Leichte Beeinflussung! Stimuliert werden muß der Anregungspunkt des Konzeptions-Meridians (A-P XIII) zwei Querfinger unterhalb des Brustbein-Schlüsselbein-Gelenkes in der Mittellinie (Abb. S. 120 F_3).
Akupressur bei Anorgasmie: Während des Beischlafs hat eine Beeinflussung der Punkte meist keinen Erfolg. Es empfiehlt sich dann eher die leichte Massage des Kitzlers (Klitoris), die der Akupressur verwandt scheint, es aber nicht ist!
An der Klitoris gibt es ebensowenig wie an der Brustwarze oder dem Penis einen Akupressur-Punkt. Erfolge bei der vorsorglichen Therapie der Anorgasmie gibt es durch die leichte Massage des »cli-be« (Abb. S. 120, A_1) in der Mitte der Oberschenkel an ihrer Innenseite sowie durch die Behandlung des Mu-Punktes des Blasenmeridians (Mu-P III) in der Mittellinie (Abb. S. 120, A_2).
Akupressur bei Vaginismus: Diese krankhafte Empfindlichkeit gegen Berührung des Scheideneingangs, immer kombiniert mit einem Muskelkrampf, läßt sich ideal durch Akupressur behandeln. In Ruhelage beeinflußt man zuerst den Beruhigungspunkt des Gallenblasenmeridians, der allgemein krampflösend wirkt (B-P VII) (Abb. S. 120, V_1). Er liegt 5 Querfinger oberhalb des äußeren Knöchels am Wadenbein. Überraschenderweise wirkt während des Beginns des Beischlafes besonders gut die leichte Akupressur des oberen Harmonisierungs-

punktes des Dünndarmmeridians (H-P II) (Abb. S.120, V_2) in der Mitte des Ohrläppchens. Eine Erklärung hierfür steht noch aus, könnte jedoch in der Sekretionsanregung zu suchen sein.
Einen Überblick über alle Akupressur-Punkte bei weiblichen Sexualstörungen zeigt die Abb. S.120.

Tremor

Die Zitterbewegungen, vornehmlich der Hände und meist mit einer Frequenz von 4 bis 7 Schwingungen pro Sekunde, sind rasch zu bessern, sofern sie keine hirnorganische Ursache haben. Tremor bei Alkoholmißbrauch kann hartnäckig sein, wenn die Lebensgewohnheiten nicht korrigiert werden.
Akupressur: Harmonisierung des Meridians Dreifacher Erwärmer (H-P VI, Abb. S. 46) hat die besten Erfolge. Dabei sind beide H-P im Wechsel zu beeinflussen, wobei auf der Seite begonnen wird, auf welcher der Tremor am stärksten ist. Gut bewährt hat sich auch der Beruhigungspunkt des Gallenblasenmeridians (B-P VII) am Rand des Wadenbeins, 5 Querfinger oberhalb des Knöchels, da dieser Meridian allgemein krampflösend wirkt.

Vegetative Dystonie

Unter diesem Begriff werden alle Fehlreaktionen des unbewußten (»vegetativen«) Nervensystems zusam-

mengefaßt. Die Symptome sind Herzklopfen, innere Unruhe, Schlafstörungen, Kopfschmerzen, feuchtkalte Extremitäten.
Organschäden liegen nicht vor. Aus diesem Grund hat Akupressur sehr gute Erfolge.
Akupressur: Grundlage der Behandlung ist die tägliche Pressur des Punktes »ha-aou-ha« an der Fußsohle in der Mitte zwischen Großzehen- und Kleinzehenballen (siehe Foto 13). Die Beeinflussung sollte morgens und abends erfolgen. Zusätzlich können die einzelnen Symptome der Dystonie therapiert werden. Stärkere Flüssigkeitszufuhr muß vermieden werden.

Verstopfung (Obstipation)

Die weitverbreitete Funktionsstörung resultiert zumeist aus falschen Ernährungs- und Lebensgewohnheiten und aus einer Erschlaffung der Darmmuskulatur. Sie ist gut zu beeinflussen.
Akupressur: Jeden Morgen müssen die drei Alarmpunkte des Dünndarms und des Dickdarms (Mu-P, Abb. S. 68) mittelstark beeinflußt werden. Die übertriebene Aktivierung der Dickdarm-Punkte (»yün-yall«) kann zu Durchfall führen! Vorsichtiges »Herantasten« ist deshalb angezeigt. Eine günstige Wirkung ist auch durch die Harmonisierung des Lebermeridians, der für den Stoffwechsel verantwortlich ist, zu erzielen. Man gebe H-P VIII (Abb. S. 50), wobei der H-P im Brustbereich meist besser wirkt.

Wechseljahre

Die Übergangsphase von der vollen Geschlechtsreife der Frau zum Erlöschen der Eierstockfunktionen und der Fortpflanzungsfähigkeit (zwischen dem 48. und 52. Lebensjahr) ist mit zahlreichen Beschwerden gekoppelt. Genannt seien Hitzewallungen, Herzschmerzen, Antriebsschwäche und Stimmungslabilität. Die Symptome sind teils hormonell abhängig, teils jedoch Funktionsstörungen des Nervensystems.

Akupressur: Eine Harmonisierung wird erzielt durch die Beeinflussung der Meridiane des Magens (XI) und der Konzeption (XIII). Beide Leitlinien sind für den Ausgleich der psychischen Schwingungen und für die Sexualität verantwortlich. Im Wechsel sollte deshalb der H-P XI (Abb. S. 56) und der H-P XIII (Abb. S. 60) gegeben werden. Die Einzelsymptome der Organe (z. B. Herzstiche) müssen zusätzlich durch die entsprechenden Akupressur-Punkte therapiert werden.

Wundschmerz

Heftige Schmerzreaktionen nach Verletzungen und bei akuten Erkrankungen können die Ursache einer raschen Verschlechterung des Grundleidens werden. Wundschmerz ist auch aus diesem Grund ein linderungsbedürftiger Zustand. Je nach Art und Ausmaß der Verletzung gelingt dies vollständig oder nur teilweise.

Akupressur: Der bewährteste Punkt ist der Beruhigungspunkt des Herzmeridians (B-P I). Man beeinflußt ihn durch mittelstarke Pressur, so wie es die Fotos 14 und 15 zeigen.

Zahnschmerzen

Zahnschmerz gilt seit altersher als eine hervorragende Indikation der Akupressur. Es ist wahrscheinlich, daß »locus dolendi«-Therapie (s. Seite 86) zuerst an kranken Zähnen erprobt wurde.
Akupressur: In Fortführung der locus-dolendi-Therapie fand man den »ho-ba«-Punkt auf dem Gouverneur-Meridian (XIV) in der Mitte der Oberlippe (siehe Foto 8). Die Intensität seiner Beeinflussung muß sich nach individuellen Erfahrungen richten. Der Beruhigungspunkt des gleichen Meridians (B-P XIV, Abb. S. 62) in der Mitte des Schädeldaches sollte dagegen leicht aber sehr ausdauernd (bis zu acht Minuten!) pressiert werden. Im übrigen gelten die unter »Neuralgie« (s. Seite 111) angegebenen Regeln.

6
Weitere chinesische Heilweisen

Medizin kennt keine Landesgrenzen. Früher oder später erobern die wirksamen ärztlichen Methoden alle Kontinente. Penicillin gibt es heute in jedem Land der Erde, und in allen Krankenhäusern der Welt werden Röntgenapparate zur Diagnose benutzt. In den vergangenen Jahrhunderten hat es häufig sehr lange gedauert, bevor eine therapeutische Methode Allgemeingut wurde. In unserer Zeit folgten der ersten Herztransplantation in Südafrika innerhalb von sechs Monaten nahezu fünfzig gleichartige Operationen in achtzehn Ländern der Erde. Immer rascher wird das Tempo des medizinischen Fortschritts, immer atemberaubender werden die Erfolge. Wen kümmern da noch die Heilmethoden der Vergangenheit!? Doch eben das ist ein Fehler, den die chinesischen Ärzte wohlweislich vermieden haben. Traditionelle Heilverfahren werden gepflegt, sofern ihre Wirksamkeit bewiesen ist. Der Fundus, aus dem in China geschöpft werden kann, ist groß. Berücksichtigt werden außer Akupunktur und Akupressur das Heilbrennen mit Kräutern (»Moxibustion«), die Atemtherapie, die Heilmassage, die Heilgymnastik und die traditionellen Medikamente. Auf den folgenden Seiten wird ein Überblick über diese Verfahren gegeben, der anzeigt, daß die genannten Methoden voller Möglichkeiten stecken, die in Europa noch weitgehend ungenutzt sind.

Das Heilkräuterbrennen (Moxibustion)

Diese Therapie ist so alt wie die Akupunktur – 5000 Jahre. Sie wurde in Nordchina erfunden und hat dort noch immer die weiteste Verbreitung. Ihr Prinzip ist einfach: Über bestimmten Punkten der Haut werden Heilkräuter verbrannt, die diese Hautpunkte erwärmen. Das lindert den Schmerz und kürzt die Krankheit ab. Ursprünglich war die Moxibustion (das Wort wird abgeleitet von lat. »moxa« = Beifuß-Pflanze und »bustum« lat. = Brandstatt) vor allem zur Behandlung rheumatischer Erkrankungen entwickelt worden. Wärme tut bei diesen Leiden bekanntlich gut. Doch Rheumatismus ist keineswegs die einzige Heilanzeige der Moxibustion.

Weitere Krankheiten, die sich durch Moxibustion erfreulich beeinflussen lassen, sind alle Funktionsstörungen, die auf mangelnde Aktivität bestimmter Organe zurückgeführt werden müssen, alle Leiden, die mit ziehenden Schmerzen einhergehen, und solche Beschwerden, deren Ursache in psychischen Belastungen und ihren Rückwirkungen auf Körperorgane zu suchen ist. Gegenwärtig wird »Moxa«, wie die Behandlung meist abgekürzt wird, in China auch bei Wundschmerzen nach Operationen und zur allgemeinen Widerstandsstärkung nach längerem Krankenlager angewendet. Die Erfolge sind sehr beeindruckend. Dabei müssen allerdings bestimmte Regeln eingehalten werden.

Zum Moxieren werden die Blätter des »Echten Beifuß« (»Artemisia vulgaris«) verwendet. Die weitverbreitete Pflanze wird zu diesem Zweck gesammelt und getrocknet. Die Blätter rollt man zu 10 Zentimeter langen Stäbchen. Auch Kegel, so groß wie ein Fingerhut, und Kugeln in Bohnengröße finden Verwendung. Den Hautpunkten bringt man die brennenden Blätter auf verschiedene Weise nahe. Die früher vielfach geübte Methode, den Moxa-Kegel direkt auf der Haut zu entflammen, ist heute unüblich. Heute werden die Beifuß-Blätter auf ein Moxa-Stäbchen gebracht, das dann den Hautpunkten genähert wird oder man entflammt sie auf einer Unterlage, die entfernt wird, bevor eine Verbrennung der Oberhaut eintreten kann. Angestrebt wird eine »angenehme« Durchwärmung der Punkte.

Sie führt zu einer Erweiterung der oberflächlichen Hautgefäße, die verbunden ist mit einer Rötung. Auf diese Weise werden im Organismus Umschaltungsprozesse in Gang gesetzt. Insofern ähnelt das Moxieren der in Europa üblichen Praxis der Wärmebehandlung mit Heizkissen oder Rotlicht. Moxa freilich erlaubt eine viel umschriebenere Beeinflussung von Hautarealen. Nach längstens fünf Minuten ist die Behandlung beendet.

Die enge Wechselbeziehung zwischen gereizten Hautpunkten und der regelhaften Funktion innerer Organe ist das eigentliche »Geheimnis« der Moxibustion. Auf den Rauch des Beifuß-Blattes scheint es dagegen erst in zweiter Linie anzukommen. Die Forschungen hierüber sind noch nicht abgeschlossen. Chinesische Ärzte vertreten den pragmatischen Standpunkt, daß eine erfolgreiche Methode selbstverständlich auch dann angewendet werden kann, wenn die letzten Einzelheiten ihrer Wirkungsweise noch nicht entschlüsselt sind. Es ist zu erwarten, daß die Moxibustion nach dem Siegeszug der Akupunktur auch in unseren Breitengraden stärker als bisher beachtet und angewendet werden wird.

Die Atemtherapie

Die dritte Säule der traditionellen chinesischen Therapie ist die Heilatmung. Auch sie datiert aus dem Altertum. Wie keine andere Methode war sie verflochten mit philosophischen und mysthischen Überlegungen des Buddhismus und Taoismus. Nach der siegreichen chinesischen Revolution verging deshalb geraume Zeit, bevor die Atemtherapie auf ihre wirkliche medizinische Bedeutung überprüft wurde. Diese Überprüfung kann nunmehr als abgeschlossen gelten. Sie bewies, daß trotz der okkulten Beimengungen die Atemtherapie einen sehr wirkungsvollen Kern hat. »Die Volksmedizin ist ein großer Schatz« (Mao). Atemtherapie ist mittlerweile Teil jeder wirkungsvollen Behandlung. Auch dabei werden bewährte Grundsätze beachtet.
Ausgangspunkt der Behandlung ist die Erkenntnis, daß Atemtherapie eine sehr wirkungsvolle Ergänzungsbehandlung ist – nicht der Ersatz jeder Therapie. Der Patient hilft sich durch die Heilatmung selbst. Er lernt seine Krankheit zu besiegen. Jeder Übungserfolg stabilisiert das seelische und physische Wohlbefinden. Die Heilatmung findet deshalb, ähnlich wie das »Moxen«, breite Anwendung nach langdauernden Krankheiten, im Alter, bei Bettlägerigkeit und Schwächezuständen. Heilatmung gilt zu Recht als eine der wirkungsvollsten Methoden der Rekonvaleszens-Periode.
Im Mittelpunkt der Behandlung stehen drei Grundsätze: Entspannung, Aufmerksamkeit und Trainingseffekt sollen zu einem sinnvollen Ganzen verschmelzen. Der Ent-

spannung kommt dabei die Hauptbedeutung zu. Heilatmen läßt den Körper erschlaffen. Die Muskeln werden schwer, der Geist wird ruhig. Es ist unverkennbar, daß die chinesische Methode der Heilatmung verwandtschaftliche Beziehungen aufweist zu Yoga und »Autogenem Training«. Die Aufmerksamkeit soll sich deshalb auch nicht auf die Atmung richten, fordert die Lehre, sondern die Atmung soll den Menschen frei machen, seine Aufmerksamkeit auf andere Funktionen zu konzentrieren. Dem gleichen Zweck gilt der rhythmische Wechsel zwischen »üben« und »verweilen«. Jede leistungsorientierte, hemmungslose Zuwendung gilt als Übel. Der Patient soll lernen, den Erfolg der Atemübung ruhig zu erwarten, ihn zu nutzen und nach einer angemessenen Pause des »Verweilens« zur nächsten Stufe fortzuschreiten.
Atemtherapie kennt kein vorgefertigtes Programm. Die Beachtung der drei Grundsätze sichert den Erfolg. Trotzdem gibt es einen »Stufenplan«. Er beginnt mit leichten, lockeren Übungen: Der Patient atmet durch die Nase, vertieft dann die Atmung, lernt sie dem Willen zu unterwerfen und gewinnt schließlich die Kontrolle, ohne sich darauf konzentrieren zu müssen. Im allgemeinen rechnet man mit einer mehrwöchigen Dauer der Atemtherapie. Richtiges Atmen wird erst dann zur zweiten Natur, wenn es lange genug und im erprobten Wechsel geübt worden ist. Ziel der Behandlung ist das lange, gesunde Leben, dem die chinesische Kultur absolute Priorität einräumte. Im Alter, das mit Weisheit kombiniert schien, entfaltete sich der Mensch erst wahrhaft. Heilatmen hilft,

diesen Zustand zu erreichen. Richtige Atmung senkt den Blutdruck, mindert den Verschleiß der Organe und dämpft alle überschüssigen nervösen Funktionen. Aus diesen Gründen wird die chinesische Atemtherapie auch in unserem Kulturkreis ihren Weg nehmen.

Heilmassage und Heilgymnastik

Gesundheit ist nicht denkbar ohne eigene Anstrengungen. Diese müssen dem jeweiligen Zustand des Patienten angepaßt sein. Wenn aber völlig darauf verzichtet wird und der Kranke in einen passiven, duldenden Zustand abgleitet, ist Gefahr im Verzuge. Die chinesischen Ärzte wußten das seit altersher. Sie ließen nicht zu, daß die Aktivität unter bestimmte Grenzen sank. Heilmassage und Heilgymnastik, ihr fließendes Ineinanderübergehen, sind der beste Beweis.

Jeder Krankheit muß auf vielfältige Weise begegnet werden, weil immer mehrere Faktoren das Leid verursachen. Es sind nie die Bakterien allein, die eine Entzündung machen und kein Knochen heilt zusammen und erreicht die alte Belastungsfähigkeit, es sei denn, man helfe ihm dabei. Medikamente und Operationen waren und werden immer nur die eine Seite der medizinischen Hilfe sein. Die andere Seite sind eigene Anstrengungen, dosiert und langsam ansteigend.

Die Theorie der Heilmassage hat – wie jede chinesische Theorie – schon in alter Zeit sehr eindrucksvolle, wortgewaltige Vertreter hervorgebracht. Zu gleicher Zeit entwickelte sich jedoch auch die Praxis zu immer größerer

Vollkommenheit. Der spekulative Charakter mancher theoretischer Überlegungen beeinträchtigte die Entfaltung der Heilmassage nicht. Sie entwickelte sich zu einer wahren Kunst, dem Kranken und seiner Heilung verpflichtet.
Insgesamt unterschied man acht verschiedene Formen der Massage. Ihre Anwendung blieb nicht dem Gutdünken des Masseurs überlassen. Vielmehr sicherten genaue Regeln eine optimale Betreuung. Die Konzentration auf die Muskulatur sorgte im übrigen dafür, daß diese Funktionseinheiten des menschlichen Organismus die ihnen gebührende Aufmerksamkeit erhielten. Bekanntlich sind die anderen chinesischen Heilweisen, insbesondere die Akupunktur und die Akupressur, vorwiegend auf die Erkrankungen innerer Organe gerichtet. Heilmassage, wie sie heute praktiziert wird, stimuliert den Stoffwechsel der Muskelzellen, wirkt krampflindernd und kräftigend. Dabei gilt als Grundsatz, daß kräftige Massageformen einen anregenden, milde Arten dagegen einen beruhigenden Charakter haben.
Auch die Heilgymnastik beachtete die Leitlinien, deren wichtigste der Schutz des Patienten vor Schaden ist. Insgesamt umfaßt die Gymnastik 108 Bewegungsphasen, deren gemeinsamer Nenner der Lehrsatz ist: »Keine Übung bedarf einer Kraftanstrengung. Sind die Bewegungen eckig, so soll man sie abrunden. Fallen sie auseinander, so sind sie zu ordnen. Jeder Teil des Körpers ist in lockerer und entspannter Lage zu halten.«
In der Regel beträgt die Übungsdauer etwa 25 Minuten. Sie wird täglich zur gleichen Stunde absolviert. Gefor-

dert sind Ausdauer, volle Aufmerksamkeit und beständiges Training, das eine stufenweise Steigerung der Leistung ermöglicht. Sportlichen Charakter hat die Heilgymnastik nicht. Sie reguliert durch Harmonisierung der Funktionen. Nachgewiesen ist die Wirkung auf Herz, Kreislauf und Blutdruck, den Wach-Schlaf-Rhythmus und die Gelenkigkeit.

Die traditionellen Arzneimittel

Auf keinem Gebiet der Volksmedizin wurden die »Schatzsucher« nach der Revolution so fündig wie auf dem Felde der Arzneimittel. Mehr als 10000 verschiedene Rezepte fanden sich bei der Überprüfung. Fast die Hälfte war von bleibendem Wert. Denn seit Jahrhunderten hatten Ärzte, Apotheker, Alchimisten und Kräuterweiblein jede Pflanze des Reiches der Mitte auf ihre pharmakologische Verwertbarkeit überprüft. Die gefundenen Heilwirkungen sind oft erstaunlich.
Nicht minder phantasievoll hatten die alten Chinesen die Stoffe des Tier- und Mineralreiches überprüft. Zu welcher unglaublichen Fertigkeit sie es dabei brachten, möge ein Beispiel belegen: Schon vor 900 Jahren waren sie in der Lage, aus dem Urin Sexualhormone zu destillieren – nach dem gleichen Verfahren, das der deutsche Professor Adolf Butenandt in den dreißiger Jahren dieses Jahrhunderts anwandte und das ihm den Nobelpreis eintrug. Die so gewonnenen Hormone wurden zu Pillen verarbeitet, mit denen gynäkologische Krankheiten behandelt wurden – vor 900 Jahren.

Auf anderen Gebieten der Arzneiherstellung wurden ähnliche Erfolge erzielt. So sei daran erinnert, daß die Chinesen vor Jahrhunderten die Pockenschutzimpfung erfanden und so bekannte und heute noch beliebte Mittel wie Kampfer, Ginseng, Rizinus, Salbei, Arsen, Alaun, Zink und Quecksilber in ihren Arzneischränken vorrätig hielten. Ein »Wundermittel«, das die ewige Jugend garantiert, fanden sie freilich nicht. Auch die übertriebenen Erwartungen, die sich an »Verjüngungspräparate« knüpften, konnten nicht erfüllt werden. Beides hat einsichtige Ursachen: Es gibt keine »ewige Jugend« und es gibt keine »Verjüngung« (nur eine Verlangsamung des Alterns) – und weil dem so ist, wird die Suche nach Arzneistoffen in dieser Richtung immer vergeblich bleiben.
Es hat keinen Sinn, sich Illusionen über die angeblich unbeschränkten Möglichkeiten fernöstlicher Heilkunst zu machen. Erfolgreich ist allein die bedachte Auswahl jener Methoden, die sich bei Millionen Menschen bewährt haben und die bisher im Rahmen der naturwissenschaftlich orientierten europäischen Medizin vernachlässigt wurden. Die Synthese von chinesischer Volksheilkunst und europäischer Medizin hat Zukunft – Akupressur und Akupunktur beweisen es. Mehr noch als bisher müssen die erfolgreichen Heilmethoden analysiert und angewandt werden. Engstirnige Bedenken haben keine Daseinsberechtigung. Chinas Medizin ist für alle da – denn wer heilt, hat Recht.

7
Alphabetisches Verzeichnis der Indikationen

Bei der Beeinflussung der Akupunktur- und Akupressur-Punkte sind die Grundsätze gewissenhaft und sorgfältig zu beachten, die in Kapitel 4 dargelegt worden sind.
Die Erfolge der Selbstbehandlung durch Akupunktur werden in Frage gestellt, wenn die Heilanzeigen nicht korrekt eingehalten werden. Es wird nochmals ausdrücklich darauf hingewiesen, daß Akupunktur und Akupressur weder die schulmedizinische Diagnose noch die herkömmliche und bewährte Therapie durch Arzneimittel und Operation ersetzen. Im Zweifelsfall muß stets ein Arzt zu Rate gezogen werden.
Im folgenden alphabetischen Verzeichnis werden die Abkürzungen so wie bisher verwandt:
Römische Ziffern = Nummer des Meridians;
H-P = Harmonisierungspunkt; A-P = Anregungspunkt;
B-P = Beruhigungspunkt; S-P = Spezialpunkt.
Mu = Alarmpunkte

Ein Beispiel möge das Gesagte erläutern:
Abmagerung
B-P XI, große Silbernadel, 90°, 20 sec

Man suche den Beruhigungspunkt des XI. Meridians (Magen-Meridian) auf (Abb. S. 56). Die genaue Lage des Punktes beschreibt zusätzlich der Text des Kapitels 3, in diesem Fall auf Seite 57. Dann akupunktiere man mit einer großen Silbernadel in einem Winkel von 90° für die Dauer von etwa 20 Sekunden.

Abmagerung
B-P XI, große Silbernadel, 90°, 20 sec

Alkoholismus
B-P VIII, kleine Silbernadel, Vogelpicken, 90°, bis 30 sec

Alpdruck
Mu-P I, Akupressur, Punkte im Wechsel

Amputationsschmerzen
H-P VI, kleine Stahlnadel, drehen, 90°, 10 sec

Angina pectoris
s. u. »Herzschmerz«, Akupressur, Seite 103

Angst
s. S. 95, Akupressur

Appetitanregung
A-P XI, große Goldnadel, 90°, 10 sec

Asthma/Atemnot
s. S. 95, Akupressur

Augenflimmern/Augenzittern
s. S. 90 – 94, Akupressur

Bandscheibenschmerzen
s. S. 96, Akupressur

Bauchschmerzen
s. S. 97, Akupressur

Beinkrämpfe
S-P VI, Akupressur

Bewußtlosigkeit, drohende
s. u. »Kollaps«, S. 114, Akupressur

Blähungen
H-P II, H-P X, große Stahlnadel, 90°, 20 sec

Blasenleiden
s. S. 98, Akupressur

Blutdruck
s. S. 98, Akupressur

Darmleiden, nervöses
B-P VII/B-P X, große/kleine Silbernadel, 90°, 30 sec

Depression (Verstimmung)
s. S. 99, Akupressur

Durchblutungsstörungen
A-P I, kleine Goldnadel, 90°, 10 sec

Durchfall
s. S. 100, Akupressur

Durst
s. S. 100, Akupressur

Erkältung
A-P V, kleine Goldnadel, 90°, 10 sec

Ermüdung
A-P I/A-P XIII, große/kleine Goldnadel, 90°/45°, 10 sec

Erschöpfung, nervöse
H-P XII (»le-tsche«), große Goldnadel, 90°, 20(!) sec

Fettsucht
s. S. 101, Akupressur

Fußschmerzen
B-P XII, kleine Silbernadel, 90°, 20 sec

Gallenblasenkolik
s. S. 101, Akupressur

Gedächtnis
H-P VI, große Stahlnadel, 90°, 20 sec

Gelenkschmerzen
A-P XII, kleine Goldnadel, 45°(!), 5 sec

Grippe
s. S. 102, Akupressur

Gürtelrosenschmerzen
H-P VI, kleine Stahlnadel, 15°(!), 30 sec

Halluzinationen
B-P XI, große Silbernadel, 90°, 15 sec

Halsschmerzen (Angina)
s. S. 102, Akupressur

Herzklopfen
s. S. 103, Akupressur

Herzschmerz (Angina pectoris)
s. S. 103, Akupressur

Hitzewallungen
H-P XI, kleine Stahlnadel, 45°(!), 20 sec

Hunger
s. S. 104, Akupressur

Husten
s. S. 105, Akupressur

Hypochondrie
s. S. 105, Akupressur

Insektenstich
B-P IV, kleine Silbernadel, 90°, drehen, 20 sec

Ischias/Hexenschuß
s. S. 106, Akupressur

Juckreiz
s. S. 106, Akupressur

Kältegefühl
s. S. 107, Akupressur

Kopfschmerzen
s. S. 107, Akupressur

Krämpfe
B-P VII, große Silbernadel, Vogelpicken, 90°, bis 30 sec

Kreislaufstörungen
s. S. 109, Akupressur

Kreuzschmerzen
B-P VI, kleine Silbernadel, drehen, 90°, 20 sec

Lethargie
A-P I/A-P V, große/kleine Goldnadel, 90°/90°, 10 sec

Magenleiden
s. S. 109, Akupressur

Menstruationsbeschwerden
s. S. 110, Akupressur

Migräne
s. u. »Kopfschmerzen«, S. 107, Akupressur

Müdigkeit
s. S. 110, Akupressur

Nachtschweiß
s. S. 115, »bu mae«, Akupressur

Nasenbluten
B-P IX, kleine Silbernadel, 45°, 20 sec

Nervenschmerzen (Neuralgie)
s. S. 111, Akupressur

Nervosität
s. S. 111, Akupressur

Nesselsucht
A-P XIV, kleine Goldnadel, 15°, 10 sec

Nikotinentwöhnung
»cha-ba-ex«, s. S. 96, Akupressur

Ohrensausen
H-P III (Zehe), kleine Stahlnadel, 45°(!) 20 sec

Platzangst
H-P V (Finger), große Stahlnadel, drehen, 20 sec

Reisekrankheit
s. S. 112, Akupressur

Rheumatismus
S-P VI 2 min Akupressur; A-P VII, Gold, 90°, 10 sec

Schlafstörungen
s. S. 113, Akupressur

Schmerz
s. S. 111, »Nervenschmerzen (Neuralgie)«, Akupressur

Schnupfen
s. S. 113, Akupressur

Schrecklähmung
A-P I, große Stahlnadel, Vogelpicken, 90°, 20 sec

Schwindel
s. S. 114, Akupressur

Schwitzen
s. S. 115, »bu-mae«, Akupressur

Sexualstörungen (männlich)
Impotenz/Erektionsschwäche/Ejaculatio praecox
s. S. 115 – 118, Akupressur

Sexualstörungen (weiblich)
Frigidität/Anorgasmie/Vaginismus, s. S. 119 – 122, Akupressur

Tremor
s. S. 122, Akupressur

Unwohlsein
A-P I, kleine Goldnadel, 90°, 10 sec; u. U. drehen

Vegetative Dystonie
s. S. 122, Akupressur

Verstopfung (Obstipation)
s. S. 123, Akupressur

Wadenkrämpfe
B-P VII, kleine Silbernadel, drehen, 90°, 20 sec

Wechseljahre
s. S. 124, Akupressur

Wespenstiche
B-P VI, große Silbernadel, Vogelpicken, 90°, 20 sec

Wundschmerz
s. S. 124, Akupressur

Zahnschmerzen
s. S. 125, Akupressur